ユーキャンの

'23～'24年版

衛生管理者

これだけ!

一問一答&要点まとめ

第1種 第2種

おことわり

本書は、2023年6月までに施行された法令に基づいて執筆されています。

なお、執筆以後の法改正情報等については、下記「ユーキャンの本」ウェブサイト内「追補（法改正・正誤）」にて、適宜お知らせいたします。

https://www.u-can.co.jp/book/information

ユーキャンの
これだけ！一問一答＆要点まとめ
ここがポイント！

最終確認の強い味方！

『ユーキャンの第1種・第2種衛生管理者 これだけ！一問一答＆要点まとめ』は、試験直前にしっかり確認しておきたい事項を一問一答形式でコンパクトにまとめた問題集です。持ち運びに便利な新書サイズ＆赤シートつきなので、いつでもどこでも手軽に学習できます。

受験対策に必須の基本事項を網羅した615問

過去の本試験の出題傾向に基づいて、繰り返し問われる重要事項を615問の○×問題にしました。解答解説は見開きで掲載しているので、知識の確認がスムーズに行えます。

横断的に学習できるまとめページ

一問一答では体系的に理解しづらい重要項目は、「POINTマスター」のページにまとめてあります。大事なポイントを図表などで横断的に解説しているので、一問一答とあわせて効率よく学習することができます。

本書の使い方

本書は、○×形式の一問一答ページとポイントまとめページで構成されています。問題ページで知識を確認、まとめページで重要ポイントを整理することができます。

1 一問一答で知識を確認

まずは、赤シートで右ページの解答を隠しながら、左ページの問題を解き、自分の理解度を確認しましょう。

2 右ページの解説をチェック

間違えた問題はしっかり解説を確認し、確実に理解しましょう。正解した問題も解説を読み、プラスアルファの知識を吸収しましょう。

● 出典の明記

【R5】⇒この場合、令和５年の試験で出題されたことを表します。なお、一部改変した過去問題には「改」と付記しています。

● 学習範囲

害とある箇所は、有害業務関連の問題になります。第一種を受験される方はすべてを、第二種を受験される方は、害の表示がない問題を学習しましょう。

● 重要度

高い
★★
★
重要度
低い

過去の出題傾向を踏まえた重要度を三段階で表記。★★、★がついている問題の知識は必須です。

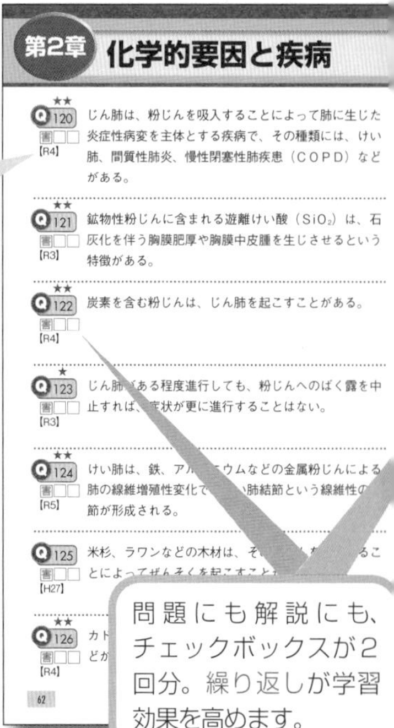
第2章 化学的要因と疾病

★★ Q120 害□□【R4】 じん肺は、粉じんを吸入することによって肺に生じた炎症性病変を主体とする疾病で、その種類には、けい肺、間質性肺炎、慢性閉塞性肺疾患（COPD）などがある。

★★ Q121 害□□【R3】 鉱物性粉じんに含まれる遊離けい酸（SiO_2）は、石灰化を伴う胸膜肥厚や胸膜中皮腫を生じさせるという特徴がある。

★★ Q122 害□□【R4】 炭素を含む粉じんは、じん肺を起こすことがある。

★ Q123 害□□【R3】 じん肺 ある程度進行しても、粉じんへのばく露を中止すれば、 状が更に進行することはない。

★★ Q124 害□□【R5】 けい肺は、鉄、アル ウムなどの金属粉じんによる肺の線維増殖性変化で 肺結節という線維性の 節が形成される。

Q125 害□□【H27】 米杉、ラワンなどの木材は、そ ること によってぜんそくを起こすこと

★★ Q126 害□□【R4】 カト どか

62

問題にも解説にも、チェックボックスが２回分。繰り返しが学習効果を高めます。

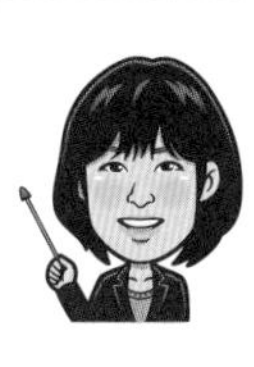
波場講師

● **学習範囲**

(害)⇒『POINT マスター』のタイトルバーにこのマークがあるページは、有害業務関連になります。第一種を受験される方はすべてを、第二種を受験される方は、このマークがないページを学習しましょう。

3 まとめページで横断整理

一問一答だけではフォローしきれない重要項目は、まとめページでしっかり確認し、知識を整理しましょう。

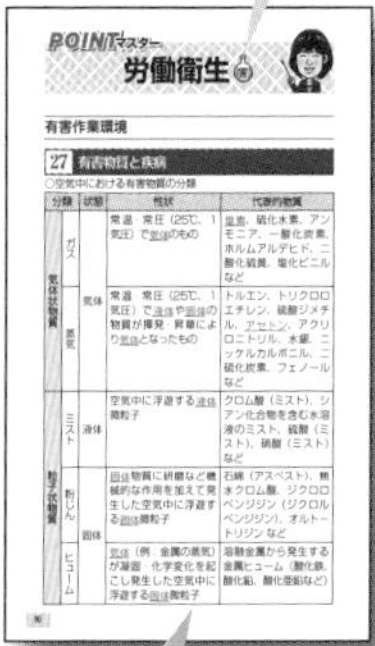
POINTマスター 労働衛生 (害)

有害作業環境

27 有害物質と疾病

○空気中における有害物質の分類

分類		状態	性状	代表的物質
気体状物質	ガス	気体	常温・常圧（25℃、1気圧）で気体のもの	塩素、硫化水素、アンモニア、一酸化炭素、ホルムアルデヒド、二酸化硫黄、塩化ビニルなど
	蒸気		常温・常圧（25℃、1気圧）で液体や固体の物質が揮発・昇華により気体となったもの	トルエン、トリクロロエチレン、硫酸ジメチル、アセトン、アクリロニトリル、水銀、ニッケルカルボニル、二硫化炭素、フェノールなど
粒子状物質	ミスト	液体	空気中に浮遊する液体微粒子	クロム酸（ミスト）、シアン化合物を含む水溶液のミスト、硫酸（ミスト）、硝酸（ミスト）など
	粉じん	固体	固体物質に研磨など機械的な作用を加えて発生した空気中に浮遊する固体微粒子	石綿（アスベスト）、無水クロム酸、ジクロロベンジジン（ジクロルベンジジン）、オルトートリジン など
	ヒューム		気体（例：金属の蒸気）が凝固・化学変化を起こし発生した空気中に浮遊する固体微粒子	溶融金属から発生する金属ヒューム（酸化鉄、酸化鉛、酸化亜鉛など）

第一種衛生管理者試験の労働衛生（有害）の山場です。覚えるべきことを覚えれば得点に結びつきます。

労働衛生 化学的要因と疾病 (害)

A 120 □□ じん肺は、粉じんを吸入することによって肺に生じた炎症性病変を主体とする疾病であり、間質性肺炎、慢性閉塞性肺疾患（COPD）は、じん肺ではない。 ×

A 121 □□ 遊離けい酸は、肺に線維増殖性変化をきたし、けい肺結節を形成する。石灰化を伴う胸膜の肥厚や胸膜中皮腫を生じさせるのは石綿である。 ×

A 122 □□ 炭素のほか、鉄、アルミなどの金属粉じんも、じん肺を起こすことがある。 ○

A 123 □□ じん肺はある程度進行すると、粉じんへのばく露を中止しても症状が更に進行することがある。 ×

A 124 □□ けい肺は、鉱物性粉じんに含まれる遊離けい酸（SiO_2）により、胸部にけい肺結節という線維性の結節を形成する特徴がある。 ×

A 125 □□ 米杉、ラワンなどの木材の
は低いものの、労働者の体
などを起こすことがある。

A 126 □□ カドミウムの標的臓器は肺
は上気道炎、肺炎、慢性中
がみられる。

『POINT マスター』では、重要事項を横断的に整理した図表などを掲載しています。

直前期に、これだけ！は押さえておきたい基本事項を問う問題です。

解説ページは『穴埋め問題集』としても活用できます！

重要部分が赤字になっているので、赤シートを使い穴埋め形式でチェックすることも可能です。

目　次

関係法令（有害業務）

関係法令（非有害業務）

POINT マスター一覧

関係法令（非有害業務）

衛生管理者 試験の概要

衛生管理者試験について

衛生管理者試験は、厚生労働大臣指定試験機関である公益財団法人 安全衛生技術試験協会および全国7カ所にある安全衛生技術センターにて実施されています。受験に関しての概要は以下のとおりですが、詳細は、上記協会およびセンターにて頒布される免許試験受験申請書を各自で取り寄せて確認してください。

受験資格

衛生管理者試験の受験資格として、学校を卒業後、労働衛生に関する一定の業務に従事した経験のあることが必要です。受験に必要な労働衛生業務の実務経験年数は、最終学歴によって異なります。

〔最終学歴と経験年数〕

- 大学（短大を含む）または高等専門学校の卒業者：労働衛生の実務経験1年以上
- 高等学校の卒業者：労働衛生の実務経験3年以上
- 中学校の卒業者：労働衛生の実務経験10年以上

有資格者（実務経験）

労働衛生に関する一定の業務（実務経験）については、通常、所属企業・団体などが発行する事業者証明書を提出することで認められます。実務経験は他の業務と兼任していても問題はありません。

出題数と受験科目

受験科目は、第一種、第二種ともに、「労働生理」「労働衛生」「関係法令」の３科目です。

労働生理	人体組織および機能、環境条件による人体の機能の変化、労働による人体の機能の変化、疲労およびその予防、職業適性などに関する知識
労働衛生	衛生管理体制、作業環境要素、職業性疾病、作業環境管理、作業管理、健康管理、健康の保持増進対策、労働衛生教育、労働衛生管理統計、救急処置などに関する知識
関係法令	労働基準法、労働安全衛生法、作業環境測定法およびじん肺法ならびにこれらに基づく命令中の関係条項に関する知識

有害業務に関連する問題は、第一種衛生管理者試験には出題されますが、第二種衛生管理者試験には出題されません。各科目の詳細と問題数は、次表のとおりです。

〔受験科目の詳細〕

受験科目		第一種衛生管理者(44問)	第二種衛生管理者(30問)
労働生理		10問	10問
労働衛生	有害業務に係るもの	10問	―
	有害業務に係るもの以外のもの	7問	10問
関係法令	有害業務に係るもの	10問	―
	有害業務に係るもの以外のもの	7問	10問

注：　　部分は、第一種、第二種共通出題分野です。

科目免除

第二種衛生管理者免許をすでにもっている者が第一種衛生管理者試験を受験するときは、「労働生理」の科目および「労働衛生」「関係法令」の２科目のうち有害業務に係るもの以外の問題が免除されます。また、船員法による衛生管理者適任証書の交付を受けた者でその後１年以上労働衛生の実務に従事した経験を有するものは、「労働生理」の科目が免除されます。

出題形式

試験の出題形式は、すべて５肢択一式で、解答用紙はマークシート記入方式の筆記試験です。

試験時間

各センターでの試験時間は、第一種衛生管理者試験、第二種衛生管理者試験ともに、３時間（13：30 ～ 16：30）です。科目免除者については、13：30 ～ 15：45 の２時間 15 分が試験時間となります。

合格基準

衛生管理者免許試験は、合格人数に制限はありません。基準点以上取れば、順位にかかわらず誰でも合格できます。**試験科目**（「有害業務に係るもの」と「有害業務に係るもの以外のもの」に範囲が分かれている科目はそれぞれの範囲を１科目とする）**ごとに 40%以上得点でき、かつ、すべての科目の合計得点が 60%以上**の場合に合格となります。

過去3年間の試験実施状況

	第一種衛生管理者		
年度	受験者数	合格者数	合格率
2020年度	43,157人	18,916人	43.8%
2021年度	68,210人	29,113人	42.7%
2022年度	68,066人	31,207人	45.8%

	第二種衛生管理者		
年度	受験者数	合格者数	合格率
2020年度	22,220人	11,729人	52.8%
2021年度	36,057人	17,922人	49.7%
2022年度	35,199人	18,089人	51.4%

受験手続

公益財団法人 安全衛生技術試験協会および全国7カ所にある安全衛生技術センターにて頒布されている免許試験受験申請書用紙を入手のうえ、安全衛生技術センターへ申込手続を取ることが必要です。衛生管理者試験は毎月1～5回程度、各センターで実施されています。また、各センターから遠方の地域では年に1回、出張特別試験が実施されている場合もあります。ご自分の都合のよい受験日・受験場所を選んで申し込みましょう。

申込みの受付期間は、受験日の2カ月前から、郵送（簡易書留郵便による）の場合は14日前の消印まで、安全衛生技術センターの窓口へ持参する場合は2日前までです（各試験日の試験定員に達した場合は、受付期間内であっても受付が締め切られます）。

試験手数料は8,800円です。受験申請とともに支払うことになります。受験申請書を持参した場合のみ、現金で払い込むことができます。

試験に関する問い合わせ先

公益財団法人安全衛生技術試験協会

〒101-0065　東京都千代田区西神田３-８-１
千代田ファーストビル東館９階
(電話)03-5275-1088

北海道安全衛生技術センター

〒061-1407　北海道恵庭市黄金北３-13
(電話)0123-34-1171

東北安全衛生技術センター

〒989-2427　宮城県岩沼市里の杜１-１-15
(電話)0223-23-3181

関東安全衛生技術センター

〒290-0011　千葉県市原市能満 2089
(電話)0436-75-1141

中部安全衛生技術センター

〒477-0032　愛知県東海市加木屋町丑寅海戸 51-５
(電話)0562-33-1161

近畿安全衛生技術センター

〒675-0007　兵庫県加古川市神野町西之山字迎野
(電話)079-438-8481

中国四国安全衛生技術センター

〒721-0955　広島県福山市新涯町２-29-36
(電話)084-954-4661

九州安全衛生技術センター

〒839-0809　福岡県久留米市東合川５-９-３
(電話)0942-43-3381

第1章 血液・循環器系

★★
Q 1 □□ 【H28】

血液は、血漿《しょう》と有形成分から成り、血液の容積の55%程度を占める血漿中には、アルブミン、グロブリンなどの蛋《たん》白質が含まれている。

★★
Q 2 □□ 【R5】

血漿中の蛋白質のうち、グロブリンは血液浸透圧の維持に関与し、アルブミンは免疫物質の抗体を含む。

★★
Q 3 □□ 【H31】

血液中に占める赤血球の容積の割合をヘマトクリットといい、貧血になるとその値は低くなる。

★★
Q 4 □□ 【R2】

赤血球は、骨髄で産生され、寿命は約120日であり、血球の中で最も多い。

Q 5 □□ 【H31改】

赤血球数の正常値に男女による差はあるが、血小板数の正常値には男女差がないとされている。

★
Q 6 □□ 【R2】

好中球は、白血球の約60%を占め、偽足を出してアメーバ様運動を行い、体内に侵入してきた細菌などを貪食する。

血液成分は細かい部分まで問われますが、正確に覚えて得点源としましょう。血液循環はP49の図を活用すると理解しやすいでしょう。

A 1 □□

血液は液体成分と有形成分に分けられるが、血液の容積の約55％を占める液体成分は血漿ともいわれ、約91％の水分、約７％の蛋白質で主に構成されている。蛋白質には、アルブミン、グロブリンのほか、フィブリノーゲンが含まれている。 ○

A 2 □□

グロブリンは免疫物質の抗体を含み、アルブミンは血液の浸透圧の維持に関与している。なお、グロブリンはα、β、γの３種類あり、このうちγグロブリンに免疫物質の抗体が含まれている。 ×

A 3 □□

血液中に占める赤血球の容積の割合をヘマトクリットといい、その値には男女差がある。貧血になるとその値が低くなる。 ○

A 4 □□

赤血球は、骨髄で産生され、寿命が約120日である。また、赤血球は、全血液の体積の約40％を占め、血液の中で最も多い。 ○

A 5 □□

赤血球数の正常値に男女による差はあるが、血小板数の正常値には男女差がないとされている。なお、血液１mm^3中に含まれる赤血球は、男性で約500万個、女性で約450万個である。 ○

A 6 □□

好中球は白血球の約60％を占め、偽足を出してアメーバ様運動を行い、体内に侵入してきた細菌やウイルスなどを貪食する。 ○

★
Q 7
□□
【R4】

血小板のうち、リンパ球には、Ｂリンパ球、Ｔリンパ球などがあり、これらは免疫反応に関与している。

★★
Q 8
□□
【R5】

血液の凝固は、血漿中のフィブリノーゲンがフィブリンに変化し、赤血球などが絡みついて固まる現象である。

★
Q 9
□□
【H28】

ある人の血漿中のフィブリン（線維素）と別の人の血清中のフィブリノーゲン（線維素原）との間で生じる反応を血液の凝集という。

★
Q 10
□□
【H25】

血小板は、核を持たない不定形の細胞で、体内に侵入してきた細菌やウイルスを貪食する働きがある。

★
Q 11
□□
【H31】

ABO式血液型は、白血球による血液型分類の一つで、A型血液の血清は抗A抗体をもつ。

★
Q 12
□□
【H29】

心筋は、意志と無関係に動く不随意筋であるが、平滑筋に分類される。

★★
Q 13
□□
【R4】

体循環では、血液は左心室から大動脈に入り、静脈血となって右心房に戻ってくる。

A 7 □□ 白血球の約30%を占めているリンパ球には、Tリンパ球やBリンパ球などの種類があり、免疫反応に関与している。血小板の一種ではない。 ×

A 8 □□ 血液の凝固は、血漿中の水溶性蛋白質であるフィブリノーゲンがフィブリンに変化し、赤血球などが絡みついて固まる現象である。 ○

A 9 □□ 血液の凝集は、ある人の赤血球中の凝集原と別の人の血清中にある凝集素との間に起こる反応である。 ×

A 10 □□ 血小板はケガなどによって血液が血管外に出るとすぐに破れて血液凝固作用を促進する働きがある。細菌やウイルスを捕らえて消化（貪食）する働きがあるのは白血球である。 ×

A 11 □□ ABO式血液型は、赤血球による血液型分類の一つである。A型血液の血清は抗B抗体をもつ。 ×

A 12 □□ 心筋は、内蔵にあるにもかかわらず、横紋筋である。なお、意志にかかわらず動く不随意筋とする点は正しい。 ×

A 13 □□ 体循環では、血液は左心室から大動脈に入り、酸素、栄養物、ホルモン、ビタミンなどを生体の諸器官・臓器に供給し、代わりに二酸化炭素や老廃物を受け取り静脈血となって右心房に戻る。 ○

★★
Q 14 □□ 【R5】

肺循環により左心房に戻ってきた血液は、左心室を経て大動脈に入る。

Q 15 □□ 【H27改】

肺を除く各組織の毛細血管を通過する血液の流れは、肺循環の一部である。

Q 16 □□ 【H30】

心臓から拍出された血液を送る血管を動脈といい、心臓に戻る血液を送る血管を静脈という。

★★
Q 17 □□ 【R1】

大動脈及び肺動脈を流れる血液は、酸素に富む動脈血である。

★★
Q 18 □□ 【R5】

心臓の拍動による動脈圧の変動を末梢《しょう》の動脈で触知したものを脈拍といい、一般に、手首の橈《とう》骨動脈で触知する。

★★
Q 19 □□ 【R5】

心臓は、自律神経の中枢で発生した刺激が刺激伝導系を介して心筋に伝わることにより、規則正しく収縮と拡張を繰り返す。

★
Q 20 □□ 【R5】

心臓自体は、大動脈の起始部から出る冠動脈によって酸素や栄養分の供給を受けている。

★
Q 21 □□ 【R1】

心臓の拍動は、自律神経の支配を受けている。

A 14 □□

肺循環により、右心室から肺動脈を経て肺の毛細血管に入り、肺静脈を通って左心房に戻ってきた血液は左心室を経て大動脈に入る。 ○

A 15 □□

肺を除いた各組織の毛細血管を通過する血液の流れは、体循環の一部である。 ×

A 16 □□

心臓から拍出された血液を送る血管を動脈といい、心臓に戻る血液を送る血管を静脈という。 ○

A 17 □□

大動脈は、酸素を多く含む動脈血が流れるが、肺動脈は、二酸化炭素を多く含む静脈血が流れる。 ×

A 18 □□

心臓の拍動は末梢の動脈まで伝わるが、この拍動による動脈圧の変動を触知したものを脈拍という。一般に、手首の橈骨動脈で触知する。 ○

A 19 □□

心臓は、心臓の中の洞結節（洞房結節）により発生した刺激が刺激伝導系を介して心筋に伝わることにより、規則正しく収縮と拡張を繰り返す。 ×

A 20 □□

心臓自体に酸素や栄養分を供給している動脈を冠状動脈（冠動脈）という。 ○

A 21 □□

心臓の拍動は、自律神経の支配を受けている。自律神経のうち交感神経は心臓の動きを促進し、副交感神経は心臓の動きを抑制する。 ○

第2章 呼吸器系

★★
Q 22
□□
【R5】

身体活動時には、血液中の窒素分圧の上昇により呼吸中枢が刺激され、１回換気量及び呼吸数が増加する。

★★
Q 23
□□
【R2】

胸郭内容積が増し、内圧が低くなるにつれ、鼻腔《くう》、気管などの気道を経て肺内へ流れ込む空気が吸気である。

★★
Q 24
□□
【R5】

肺胞内の空気と肺胞を取り巻く毛細血管中の血液との間で行われるガス交換は、内呼吸である。

★
Q 25
□□
【H31】

成人の呼吸数は、通常、１分間に16～20回であるが、食事、入浴及び発熱によって減少する。

★★
Q 26
□□
【R3】

呼吸運動は、気管と胸膜の協調運動によって、胸郭内容積を周期的に増減させて行われる。

★
Q 27
□□
【R5】

チェーンストークス呼吸とは、肺機能の低下により呼吸数が増加した状態をいい、喫煙が原因となることが多い。

★
Q 28
□□
【R2】

通常の呼吸の場合の呼気には、酸素が約16%、二酸化炭素が約４%含まれる。

「内呼吸と外呼吸」の違いや、呼吸運動のポイントを押さえることで得点UPが狙えます。

A 22 □□

身体活動時には、血液中の二酸化炭素分圧の上昇により延髄にある呼吸中枢が刺激され、１回換気量および呼吸数が増加する。 ×

A 23 □□

息を吸う（吸気）ときには、胸郭内容積が増し、その内圧が低くなるにつれ、鼻腔や気管などの気道を経て肺内へ流れ込む。 ○

A 24 □□

肺胞内の空気と毛細血管中の血液との間で行われる酸素と二酸化炭素のガス交換は、外呼吸（肺呼吸）である。なお、内呼吸（組織呼吸）のガス交換は、組織細胞と毛細血管中の血液との間で行われる。 ×

A 25 □□

成人の通常の呼吸数は、１分間に16～20回であるが、食事、入浴、発熱、運動などによって増加する。 ×

A 26 □□

呼吸運動は横隔膜と呼吸筋（肋間筋）の協調運動によって胸郭内容積を周期的に増減し、それに伴って肺を伸縮させることにより行われる。 ×

A 27 □□

チェーンストークス呼吸は、延髄の呼吸中枢の機能が衰えることが原因で生じる。喫煙が原因ではない。 ×

A 28 □□

通常の呼吸の場合の呼気には、酸素が約16％、二酸化炭素が約４％含まれる。 ○

第3章 消化器系

★★
Q 29
□□
【R3改】

三大栄養素のうち糖質はブドウ糖などに、蛋《たん》白質はアミノ酸に、脂肪は脂肪酸とモノグリセリドに、酵素により分解されて吸収される。

★
Q 30
□□
【R4改】

脂肪は、膵《すい》臓から分泌される消化酵素である膵アミラーゼにより脂肪酸とモノグリセリドに分解され、小腸の絨《じゅう》毛から吸収される。

★★
Q 31
□□
【R3】

無機塩及びビタミン類は、酵素による分解を受けないでそのまま吸収される。

Q 32
□□
【R4】

血液循環に入ったアミノ酸は、体内の各組織において蛋白質に再合成される。

Q 33
□□
【H30】

胆汁はアルカリ性で、蛋白質を分解するトリプシンなどの消化酵素を含んでいる。

★
Q 34
□□
【R3】

ペプシノーゲンは、胃酸によってペプシンという消化酵素になり、蛋白質を分解する。

★
Q 35
□□
【R5改】

トリプシンは蛋白質の消化に関与している。

栄養素の消化・吸収に関する出題と肝臓の働きに関する出題に大きく分けられます。素直な問題が多いので比較的得点しやすい分野です。

A 29 □□
炭水化物（糖質）、蛋白質、脂質（脂肪）を三大栄養素という。糖質はブドウ糖などに、蛋白質はアミノ酸に、脂肪は脂肪酸とモノグリセリドに、酵素により分解されて吸収される。 ○

A 30 □□
脂肪は、膵臓から分泌される消化酵素であるリパーゼにより脂肪酸とモノグリセリドに分解され、小腸の絨毛から吸収される。 ×

A 31 □□
無機塩やビタミン類は、酵素による分解を受けないでそのまま吸収される。 ○

A 32 □□
吸収されたアミノ酸は、血液循環によって体内の各組織に運ばれ、蛋白質に再合成される。 ○

A 33 □□
胆汁は、消化酵素は含まない。また胆汁は、食物中の脂肪を乳化させ、脂肪分解の働きを助ける。なお胆汁はアルカリ性である点は正しい。 ×

A 34 □□
ペプシノーゲンは、胃酸によってペプシンという消化酵素になり、蛋白質をペプトンに分解する。 ○

A 35 □□
蛋白質の消化に関与している消化酵素は、トリプシンとペプシンである。 ○

★
Q 36
□□
【R4改】

肝臓は、ビリルビンを分解する機能がある。

Q 37
□□
【H24改】

肝臓は、余分なアミノ酸を分解して尿素にする機能がある。

★
Q 38
□□
【R3改】

肝臓は、グリコーゲンの合成及び分解をする機能がある。

Q 39
□□
【R4改】

肝臓は、血液凝固物質や血液凝固阻止物質を合成する機能がある。

Q 40
□□
【R4】

飢餓時には、肝臓などでアミノ酸などからブドウ糖を生成する糖新生が行われる。

★
Q 41
□□
【R3改】

肝臓は、胆汁の生成をする機能がある。

★★
Q 42
□□
【R3】

膵《すい》臓から十二指腸に分泌される膵液には、消化酵素は含まれていないが、血糖値を調節するホルモンが含まれている。

★★
Q 43
□□
【R3】

小腸の表面は、ビロード状の絨《じゅう》毛という小突起で覆われており、栄養素の吸収の効率を上げるために役立っている。

A 36

肝臓には、ビリルビンの分解をする機能はない。なお、古くなった赤血球の成分は、脾臓でビリルビンなどに分解される。 ×

A 37

余分なアミノ酸は肝臓で尿素に分解され、腎臓を経て体外に排出される。 ○

A 38

肝臓は、血糖値が上昇するとグリコーゲンを合成し貯蔵する。また、血糖値が低下すると、グリコーゲンを分解して血中に放出する。 ○

A 39

肝臓は、アルブミンや血液凝固物質（フィブリノーゲンなど）、血液凝固阻止物質（アンチトロンビンなど）を合成する。 ○

A 40

飢餓時にブドウ糖が不足した場合は、肝臓などでアミノ酸などからブドウ糖を生成する。これを糖新生という。 ○

A 41

肝臓は、胆汁の生成をし、脂肪の消化吸収を助ける。 ○

A 42

膵臓は、消化酵素を含む膵液を十二指腸に分泌する。また、血糖値を調節するホルモン（インスリン、グルカゴン）を血液中に分泌する。 ×

A 43

栄養素の吸収の効率を上げるために、小腸の表面は、ビロード状の絨毛という小突起で覆われている。 ○

第4章 代謝・内分泌系

★★
Q 44
□□
【R3】

代謝において、体内に摂取された栄養素が、種々の化学反応によって、ATPに蓄えられたエネルギーを用いて、細胞を構成する蛋《たん》白質などの生体に必要な物質に合成されることを異化という。

★★
Q 45
□□
【R4】

基礎代謝量は、安静時における心臓の拍動、呼吸、体温保持などに必要な代謝量で、睡眠中の測定値で表される。

★★
Q 46
□□
【R1】

エネルギー代謝率は、一定時間中に体内で消費された酸素と排出された二酸化炭素との容積比で表される。

★
Q 47
□□
【R1】

エネルギー代謝率は、生理的負担だけでなく、精神的作業や静的筋作業の強度を表す指標としても用いられる。

★★
Q 48
□□
【R2】

体温調節のように、外部環境が変化しても身体内部の状態を一定に保つ生体の仕組みを同調性といい、筋肉と神経系により調整されている。

★★
Q 49
□□
【H29】

寒冷にさらされ体温が正常より低くなると、皮膚の血管が拡張して血流量を増し、皮膚温を上昇させる。

出題頻度の高い分野です。代謝系の各定義を押さえましょう。また、試験によく出る主なホルモンとその働きを覚えましょう。

A 44 □□

代謝において、体内に摂取された栄養素が、種々の化学反応によって、細胞を構成する蛋白質などの生体に必要な物質に合成されることを同化という。

×

A 45 □□

基礎代謝量は、睡眠中ではなく、覚醒・横臥・安静時の測定値で表される。

×

A 46 □□

エネルギー代謝率は、作業に要したエネルギー量が基礎代謝量の何倍に当たるかを示す数値であり、作業時間中の総消費エネルギー量から安静時消費エネルギー量を引いた値を基礎代謝量で割ることにより求められる。

×

A 47 □□

エネルギー代謝率は、作業に要するエネルギーが少ない精神的作業や静的筋作業の強度を表す指標としては適用できない。

×

A 48 □□

体温調節のように、外部環境の変化に影響されず身体内部の状態を一定に保つ生体の仕組みを恒常性（ホメオスタシス）といい、内分泌系と神経系により調整されている。

×

A 49 □□

体温が正常以下になると、皮膚の血管は収縮して血流量を減少させ、皮膚温は低下し、放熱は減少する。

×

★★
Q 50
□□
【R4】

暑熱な環境においては、内臓の血流量が増加し体内の代謝活動が亢《こう》進することにより、人体からの熱の放散が促進される。

★
Q 51
□□
【R2】

熱の放散は、放射（ふく射）、伝導、蒸発などの物理的な過程で行われ、蒸発には、発汗と不感蒸泄《せつ》によるものがある。

★★
Q 52
□□
【R4】

計算上、100ｇの水分が体重70kgの人の体表面から蒸発すると、気化熱が奪われ、体温が約１℃下がる。

Q 53
□□
【H26改】

BMIは肥満度の評価に用いられる指標で、身長と体重から算出されるが、身長170㎝、体重66kgの人のBMIに最も近い値は23である。

★★
Q 54
□□
【R4改】

コルチゾールは、膵《すい》臓から分泌され、血糖量を増加させるはたらきがある。

★★
Q 55
□□
【R4改】

パラソルモンは、副甲状腺から分泌され、血中のカルシウム量を調節するはたらきがある。

★★
Q 56
□□
【R4改】

メラトニンは副甲状腺から分泌され、体液中のカルシウムバランスを調節するはたらきがある。

A 50 □□
暑熱な環境で体温が正常以上に上昇すると、内臓の血流量は減少し体内の代謝活動を抑制することにより、産熱が減少する。 ×

A 51 □□
熱の放散は、放射（ふく射）、伝導、蒸発などの物理的な過程で行われ、蒸発には、発汗と不感蒸泄によるものがある。 ○

A 52 □□
計算上、体重70kgの人の体表面から100gの水分が蒸発すると、体温が約1℃下がる。 ○

A 53 □□
BMIは肥満度の評価に用いられる指標で、「体重(kg)÷(身長(m))^2」の式から算出される。身長170㎝、体重66kgの人のBMIに最も近い値は23となる。 ○

A 54 □□
コルチゾールは、副腎皮質から分泌され、血糖量を増加させる働きがある。 ×

A 55 □□
パラソルモンは、副甲状腺から分泌され、血中(体内)のカルシウム量を調節する働きがある。 ○

A 56 □□
メラトニンは松果体から分泌され、睡眠にかかわる働きがある。 ×

第5章 泌尿器系

Q 57 □□【H29】

腎臓は、背骨の両側に左右一対あり、それぞれの腎臓から複数の尿管が出て、膀胱《ぼうこう》につながっている。

★★ **Q 58** □□【H26改】

腎小体を通る血液中の血球及び糖以外の成分は、糸球体から尿細管にろ過されて原尿になる。

★★ **Q 59** □□【H29】

尿は淡黄色の液体で、固有の臭気を有し、通常、弱アルカリ性である。

★★ **Q 60** □□【R5】

尿の生成・排出により、体内の水分の量やナトリウムなどの電解質の濃度を調節するとともに、生命活動によって生じた不要な物質を排出する。

★★ **Q 61** □□【R3】

腎機能が正常な場合、大部分の蛋《たん》白質はボウマン嚢中に濾し出されるが、尿細管でほぼ100%再吸収されるので、尿中にはほとんど排出されない。

★★ **Q 62** □□【R5】

尿の約95%は水分で、約５%が固形物であるが、その成分は全身の健康状態をよく反映するので、尿検査は健康診断などで広く行われている。

★ **Q 63** □□【R4】

血液中の尿素窒素（BUN）の値が低くなる場合は、腎臓の機能の低下が考えられる。

尿検査でわかる疾病、尿の成分や尿ができるまでの流れを押さえておきましょう。出題パターンは比較的限られています。

A 57 □□

腎臓は、そら豆のような形の臓器で、背骨の両側に左右一対あり、それぞれの腎臓から1本の尿管が出て、膀胱につながっている。 ×

A 58 □□

腎小体を通る血液中の血球と蛋白質以外の成分が糸球体からボウマン嚢にろ過されて原尿になる。 ×

A 59 □□

尿は淡黄色の液体で、固有の臭気を有し、通常、弱酸性である。 ×

A 60 □□

尿の生成・排出により、体内の水分の量やナトリウムなどの電解質の濃度を調節する。また、不要な物質を排出（排泄《せつ》）する。 ○

A 61 □□

腎機能が正常な場合、大部分の蛋白質はボウマン嚢中に濾し出されない。 ×

A 62 □□

尿の約95％は水分で、約５％が固形物である。尿は全身の健康状態をよく反映するので、尿蛋白、尿糖などの検査は健康診断などで広く行われている。 ○

A 63 □□

腎臓の働きが低下すると、血液から尿素窒素が排出されなくなるため、尿素窒素（BUN）の値は高くなる。 ×

第6章 感覚器系

★★
Q 64
□□
【R4】

網膜には、明るい所で働き色を感じる錐《すい》状体と、暗い所で働き弱い光を感じる杆《かん》状体の２種類の視細胞がある。

★★
Q 65
□□
【R4】

角膜が歪《ゆが》んでいたり、表面に凹凸があるために、眼軸などに異常がなくても、物体の像が網膜上に正しく結ばれないものを乱視という。

★★
Q 66
□□
【R1】

眼は、硝子体の厚さを変えることにより焦点距離を調節して網膜の上に像を結ぶようにしている。

★★
Q 67
□□
【R4】

明るいところから急に暗いところに入ると、初めは見えにくいが徐々に見えやすくなることを明順応という。

Q 68
□□
【H28】

内耳は、前庭、半規管及び蝸《か》牛から成り、蝸牛が平衡感覚をつかさどっている。

Q 69
□□
【H28】

嗅覚は、わずかな匂いでも感じるほど鋭敏で、同じ臭気に対しても疲労しにくい。

★
Q 70
□□
【R5】

温度感覚は、皮膚のほか口腔《くう》などの粘膜にも存在し、一般に温覚の方が冷覚よりも鋭敏である。

出題頻度の高い分野です。なかでも、「視覚」「聴覚」は特に多いので、確実に得点源にしましょう。

A 64 □□

錐状体は明るい所で色を感知する細胞で約700万個あり、杆状体は暗い所で弱い光（明暗）を感知する細胞で約1億個ある。 ○

A 65 □□

角膜が完全な球面ではなく、歪んでいたり、表面に凹凸があるために、眼軸などに異常がなくても、物体の像が網膜上に正しく結ばれないものを乱視という。 ○

A 66 □□

眼は、水晶体の厚さを変えることにより焦点距離を調節して網膜の上に像を結ぶようにしている。 ×

A 67 □□

明るい所から急に暗い所に入ると、初めは見えにくいが時間がたつと徐々に見えるようになる。これを暗順応という。 ×

A 68 □□

内耳は、前庭、半規管および蝸牛からなる。蝸牛が聴覚を、前庭、半規管が平衡感覚をつかさどっている。 ×

A 69 □□

嗅覚は、わずかな匂いでも感じるほど鋭敏だが、同じ臭気に対して疲労しやすく、一種の慣れの現象を生じる。 ×

A 70 □□

温度感覚は、一般に冷覚の方が温覚よりも鋭敏である。なお、皮膚のほか口腔などの粘膜にも存在するという点は、正しい。 ×

★
Q 71
□□
【R5】

眼軸が短過ぎるために、平行光線が網膜の後方で像を結ぶものを遠視という。

★
Q 72
□□
【R4】

半規管は、体の傾きの方向や大きさを感じ、前庭は、体の回転の方向や速度を感じる。

★
Q 73
□□
【R3】

深部感覚は、内臓の動きや炎症などを感じて、内臓痛を認識する感覚である。

★
Q 74
□□
【R5】

嗅覚と味覚は化学感覚ともいわれ、物質の化学的性質を認知する感覚である。

★
Q 75
□□
【R5】

中耳にある鼓室は、耳管によって咽頭に通じており、その内圧は外気圧と等しく保たれている。

A 71 □□

眼軸が短過ぎるために、平行光線が網膜の後方で像を結ぶものを遠視という。 ○

A 72 □□

半規管は、体の回転の方向や速度を感じ、前庭は、体の傾きの方向や大きさを感じる。 ×

A 73 □□

深部感覚は、身体の各部位の位置などを感じ、運動や姿勢などを感知するものである。 ×

A 74 □□

嗅覚と味覚は化学感覚ともいわれ、物質の化学的性質（刺激）を認知する感覚である。 ○

A 75 □□

中耳にある鼓室は、耳管によって咽頭に通じており、その内圧は外気圧と等しく保たれている。 ○

第7章 神経系

★★
Q 76
□□
【H28】

神経系を構成する基本的な単位である神経細胞は、通常、1個の細胞体、1本の軸索及び複数の樹状突起から成り、シナプスともいわれる。

★
Q 77
□□
【R1】

神経系は、機能的には、体性神経と自律神経に分類され、自律神経は更に交感神経と副交感神経に分類される。

★★
Q 78
□□
【H27】

大脳の内側の髄質は神経細胞の細胞体が集合した灰白質であり、外側の皮質は神経線維の多い白質である。

★★
Q 79
□□
【H22】

大脳の内側の髄質は、中枢としての働きを行う部分で、感覚、運動、思考等の作用を支配する。

★★
Q 80
□□
【R2】

心臓に対しては、交感神経の亢進は心拍数を増加させ、副交感神経の亢進は心拍数を減少させる。

★★
Q 81
□□
【R2】

消化管に対しては、交感神経の亢《こう》進は運動を促進させ、副交感神経の亢進は運動を抑制させる。

★
Q 82
□□
【R4】

体性神経には感覚器官からの情報を中枢に伝える感覚神経と、中枢からの命令を運動器官に伝える運動神経がある。

覚えることが多く、敬遠されがちですが、自律神経の働きなどのよく出る知識を整理して押さえることで得点につながります。

A 76 □□

神経系を構成する基本的な単位である神経細胞は、1個の細胞体、1本の軸索、複数の樹状突起からなり、ニューロンともいわれる。 ×

A 77 □□

神経は機能面からは、体性神経と自律神経に分類される。また、自律神経は更に交感神経と副交感神経に分類される。 ○

A 78 □□

大脳の内側の大脳髄質は神経線維の多い白質であり、外側の大脳皮質は細胞体が集まっている灰白質である。 ×

A 79 □□

感覚、運動、思考等の作用を支配する中枢として働くのは、大脳の外側の大脳皮質である。 ×

A 80 □□

心臓に対しては、交感神経は心拍数を増加させ、副交感神経は心拍数を減少させる。 ○

A 81 □□

消化管に対しては、交感神経は運動を抑制させるように作用し、副交感神経は運動を促進させるように作用する。 ×

A 82 □□

体性神経は感覚神経と運動神経からなる。感覚器官からの情報を脊髄などの中枢神経に伝えるのは感覚神経であり、中枢神経からの命令を運動器官に伝えるのは運動神経である。 ○

★
Q 83
□□
【R3】
体性神経は、運動及び感覚に関与し、自律神経は、呼吸、循環などに関与する。

★
Q 84
□□
【R2】
自律神経系は、内臓、血管などの不随意筋に分布している。

★★
Q 85
□□
【R2】
自律神経である交感神経と副交感神経は、同一器官に分布していても、その作用はほぼ正反対である。

★★
Q 86
□□
【H31】
呼吸に関与する筋肉は、間脳の視床下部にある呼吸中枢によって支配されている。

★
Q 87
□□
【H30】
体温調節中枢は、間脳の視床下部にある。

A 83 □□

体性神経は、行動に関係する神経であり運動と感覚に関与し、自律神経は生命の維持に関係する神経であり、呼吸、循環などに関与する。 ○

A 84 □□

自律神経系は、内臓、血管、腺などの不随意筋に分布している。 ○

A 85 □□

交感神経は、昼間や体が活発に働いているときに、副交感神経は、夜間やリラックスしているときに作用し、同一器官に分布していてもその作用は正反対である。 ○

A 86 □□

呼吸に関与する筋肉は、延髄にある呼吸中枢によって支配されている。 ×

A 87 □□

体温調節中枢は、間脳の視床下部にある。 ○

第8章 運動器系

★
Q 88
□□
【H28】

人が直立しているとき、姿勢保持の筋肉には、常に等張性収縮が生じている。

★★
Q 89
□□
【R5】

荷物を持ち上げたり、屈伸運動を行うときは、筋肉が長さを変えずに外力に抵抗して筋力を発生させる等尺性収縮が生じている。

Q 90
□□
【H28】

筋収縮には、グリコーゲンやりん酸化合物などのエネルギー源が必要で、特に、直接のエネルギーはATPの加水分解によってまかなわれる。

Q 91
□□
【H28】

筋肉中のグリコーゲンは、酸素が十分に与えられると完全に分解され、最後に乳酸になる。

★★
Q 92
□□
【R3】

強い力を必要とする運動を続けていると、筋肉を構成する個々の筋線維の太さは変わらないが、その数が増えることによって筋肉が太くなり筋力が増強する。

★
Q 93
□□
【H30】

筋肉の縮む速さが速ければ速いほど、仕事の効率は大きい。

筋肉の分類と収縮について押さえましょう。素直な問題が多いので、確実に得点源にしましょう。

A 88 □□

人が直立しているとき、姿勢保持の筋肉には、常に等尺性収縮が生じている。 ×

A 89 □□

荷物を持ち上げたり、屈伸運動を行うときは、筋肉が長さを変えて一定の張力で筋力を発生させる等張性収縮が生じている。 ×

A 90 □□

グリコーゲンが分解されてできたATP（アデノシン三りん酸）が筋収縮の直接のエネルギーとなる。 ○

A 91 □□

酸素が十分に供給された場合、グリコーゲンは多量のATP（アデノシン三りん酸）と二酸化炭素、水に完全に分解される。酸素の供給が不十分な場合、グリコーゲンの分解は不完全となり、乳酸が増加する。 ×

A 92 □□

強い力を必要とする運動を続けていても、筋線維の数は変わらないが、個々の筋線維が太くなり筋力が増強する。 ×

A 93 □□

仕事の効率が大きくなるのは、筋肉の縮む速さが適当なときである。 ×

★ **Q 94** □□ 【H28】

長時間の姿勢維持を伴う情報機器作業などでは、持続的な筋収縮を必要とする等尺性収縮が主体となるため、血行不良や筋疲労が生じやすい。

★ **Q 95** □□ 【H27】

刺激に対して意識とは無関係に起こる定型的な反応を反射といい、最も単純な反射には、膝《しつ》蓋腱《けん》反射などの伸張反射がある。

★ **Q 96** □□ 【R5】

筋肉は神経からの刺激によって収縮するが、神経より疲労しにくい。

Q 97 □□ 【H28】

運動することによって筋肉が太くなることを筋肉の活動性肥大という。

★ **Q 98** □□ 【R5】

横紋筋は、骨に付着して身体の運動の原動力となる筋肉で意志によって動かすことができるが、平滑筋は、心筋などの内臓に存在する筋肉で意志によって動かすことができない。

Q 99 □□ 【H28】

健康測定における運動機能検査では、筋力、柔軟性、平衡性、敏捷《しょう》性、全身持久性などの検査を行う。

★ **Q 100** □□ 【R5】

筋肉自体が収縮して出す最大筋力は、筋肉の断面積1 cm^2当たりの平均値をとると、性差、年齢差がほとんどない。

A 94 □□
長時間の姿勢を保持する作業では、持続的な筋収縮を必要とする等尺性収縮が主体となるため、血行不良や筋疲労が生じやすい。 ○

A 95 □□
刺激に対して無意識に起こる反応を反射といい、最も単純な反射には、膝蓋腱反射などの伸張反射がある。 ○

A 96 □□
筋肉は神経からの刺激によって収縮するが、神経より疲労しやすい。 ×

A 97 □□
運動することによって筋肉が太くなることを筋肉の活動性肥大という。 ○

A 98 □□
横紋筋は、意志によって動かすことができる骨格筋と意志によって動かすことができない心筋がある。心筋は、平滑筋ではなく横紋筋である。 ×

A 99 □□
筋力、柔軟性、敏捷性、平衡性、全身持久性などの運動機能検査を行い、その結果を運動指導に用いる。 ○

A 100 □□
筋肉が収縮して出す最大筋力は、筋肉の単位断面積当たりの平均値をとると、性差または年齢差がほとんどない。 ○

第9章 環境による心身の変化

★
Q 101
□□
【H30】

外部環境からの刺激すなわちストレッサーは、その形態や程度にかかわらず、自律神経系と内分泌系を介して、心身の活動を抑圧する。

★
Q 102
□□
【H28】

ストレスに伴う心身の反応には、ノルアドレナリン、アドレナリンなどのカテコールアミンや副腎皮質ホルモンが深く関与している。

★
Q 103
□□
【H29】

典型的なストレス反応として、副腎皮質ホルモンの分泌の著しい減少がある。

Q 104
□□
【R1】

レム睡眠は、安らかな眠りで、この間に脳は休んだ状態になっている。

★
Q 105
□□
【R5】

睡眠と覚醒のリズムは、体内時計により約1日の周期に調節されており、体内時計の周期を外界の24時間周期に適切に同調させることができないために生じる睡眠の障害を、概日リズム睡眠障害という。

★
Q 106
□□
【R3】

コルチゾールは、血糖値の調節などの働きをするホルモンで、通常、その分泌量は明け方から増加し始め、起床前後で最大となる。

基本的には、「ストレス」、「疲労」、「睡眠」の項目ごとに1問として出題されます。日常と照らし合わせて学習すると理解しやすいでしょう。

A 101 □□

ストレッサーは、その強弱や質に応じて、自律神経系と内分泌系を介して、心身の活動を亢進したり抑圧したりする。 ×

A 102 □□

ストレスへの生体反応として、アドレナリン、ノルアドレナリンなどのカテコールアミン、コルチゾールなどの副腎皮質ホルモンなどが関与する。 ○

A 103 □□

典型的なストレス反応として、副腎皮質ホルモンの分泌の著しい増加（亢進）がある。 ×

A 104 □□

レム睡眠は、急速眼球運動を伴う浅い眠りである。 ×

A 105 □□

睡眠と覚醒のリズム（サーカディアン（概日）リズム）は、体内時計により約１日の周期に調節されている。この体内時計の周期を外界の24時間周期に適切に同調させることができないために生じる睡眠の障害を、概日リズム睡眠障害という ○

A 106 □□

血糖値の調節などの働きをするコルチゾールの分泌量は、通常明け方から増加し始め、起床前後で最大となる。 ○

POINTマスター

労働生理

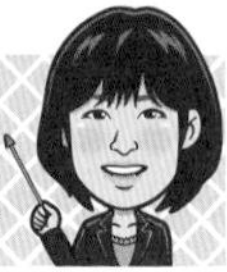

血液・循環器系

1 血液の成分

液体成分（血漿）約55%	水分	
	蛋白質	アルブミン
		グロブリン（α、β、γ）
		フィブリノーゲン
	その他	
有形成分（血球）約45%	赤血球　割合：ヘマトクリット	
	白血球（好中球、好酸球、リンパ球など）	
	血小板	

2 液体成分（血漿）中の蛋白質

アルブミン	血液浸透圧の維持
グロブリン（α、β、γ）	免疫反応に作用 γ - グロブリン（免疫グロブリン） →免疫物質の抗体含む
フィブリノーゲン	血液凝固作用 フィブリノーゲン⇒フィブリン

3 血液の有形成分

血球	数の男女差	特徴	機能・作用
赤血球	あり	核のない円盤状の細胞で、寿命約120日	ヘモグロビン作用で酸素や二酸化炭素を運搬
白血球	なし	好中球、好酸球、好塩基球、リンパ球、単球など数種類のものに区別される	体内に侵入した細菌や異物から防御 リンパ球→免疫反応
血小板	なし	血管外に出るとすぐに壊れ、流動性がなくなる	血液凝固作用の促進

4 血管と血液

血管	動　脈	心臓から送り出される血液が流れる血管
	静　脈	心臓へ戻ってくる血液が流れる血管
血液	動脈血	酸素を多く含む血液
	静脈血	二酸化炭素を多く含む血液

5 血液循環

体循環	全身の各組織に酸素を供給し二酸化炭素を運び出すまでの循環
肺循環	各組織から運ばれた二酸化炭素を呼吸により排出し酸素を取り込むまでの循環

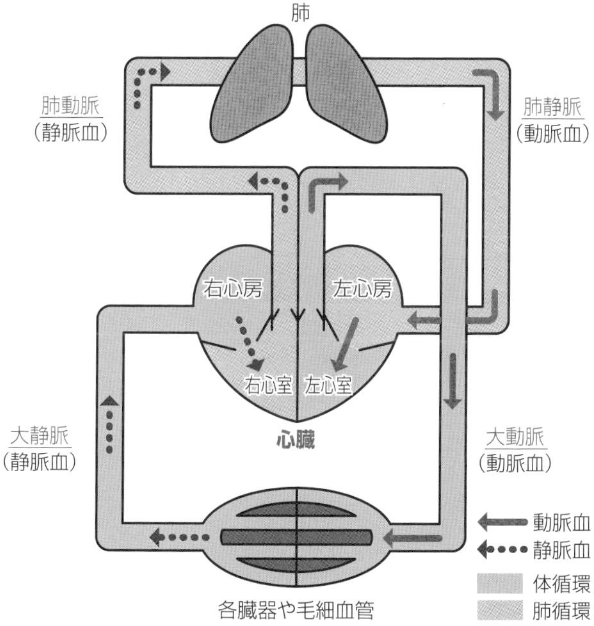

呼吸器系

6 外呼吸と内呼吸

外呼吸	肺（肺胞）内の空気と毛細血管中の血液との間で行われる酸素と二酸化炭素のガス交換
内呼吸	組織細胞と毛細血管中の血液との間で行われる酸素と二酸化炭素のガス交換

7 吸気と呼気

呼吸運動は横隔膜と肋間筋などの呼吸筋の協調運動によって胸郭内容積を周期的に増減し、それに伴って肺を伸縮させることにより行われる。

呼吸	胸郭内容積	胸腔	内圧	状態
吸気	増	広	低	肺に空気流入
呼気	減	狭	高	肺から空気排出

消化器系

8 肝臓の機能

<table>
<tr><td rowspan="3">各栄養素の貯蔵・代謝</td><td>糖質（炭水化物）</td><td>グリコーゲンの合成・貯蔵・分解</td></tr>
<tr><td>蛋白質</td><td>血液凝固物質や血液凝固阻止物質の合成</td></tr>
<tr><td>脂質</td><td>コレステロール・リン脂質の合成、脂肪酸の分解</td></tr>
<tr><td>胆汁の生成</td><td colspan="2">（脂肪の消化吸収を助ける）</td></tr>
<tr><td>その他物質の代謝</td><td colspan="2">赤血球の分解物からビリルビンを合成し、胆汁に排泄</td></tr>
<tr><td>解毒作用</td><td colspan="2">有害な物質（アルコール・薬剤など）の分解</td></tr>
</table>

9 栄養素の消化吸収

<table>
<tr><th colspan="3">栄養素</th><th>消化・吸収</th></tr>
<tr><td rowspan="5">五大栄養素</td><td rowspan="3">三大栄養素</td><td>炭水化物</td><td>ブドウ糖として、小腸から吸収</td></tr>
<tr><td>蛋白質</td><td>アミノ酸として、小腸から吸収</td></tr>
<tr><td>脂質</td><td>脂肪酸とモノグリセリドとして、小腸から吸収</td></tr>
<tr><td colspan="2">ミネラル（無機塩類）</td><td rowspan="2">分解されずに、腸壁から吸収</td></tr>
<tr><td colspan="2">ビタミン</td></tr>
</table>

代謝・内分泌系

10 基礎代謝量とエネルギー代謝率

<table>
<tr><td>基礎代謝量</td><td>生命維持に必要な最低限度のエネルギー量
●安静、横臥、覚醒時の値
●人種、体格、性別、年齢で異なる
●同性、同年齢→体表面積に正比例
●男→1,500kcal 、女→1,250kcal（男女差あり）</td></tr>
<tr><td>安静時消費エネルギー量</td><td>基礎代謝量×1.2</td></tr>
<tr><td>エネルギー代謝率</td><td>作業に要したエネルギー量が基礎代謝量の何倍に当たるかを示す数値
●求め方
$$\frac{\text{作業時間中の総消費エネルギー量} - \text{安静時消費エネルギー量}}{\text{基礎代謝量}}$$
●個人差がなく、動的筋作業の強度を示す指標</td></tr>
</table>

11 体温の調節

間脳の視床下部にある体温調節中枢によって調整

	皮膚の血流	熱の放散
寒冷環境	減少	抑制
高温環境	増加	促進

12 BMI

BMI＝肥満の判定基準

体重（kg）÷（身長（m））^{2}

13 おもなホルモンとその働き

ホルモン	働き	内分泌器官
グルカゴン	血糖量の増加（血糖上昇）	膵臓
インスリン	血糖量の減少（血糖低下）	
アドレナリン	血糖量の増加（血糖上昇）	副腎髄質
コルチゾール	血糖量の増加（血糖上昇）	副腎皮質
アルドステロン	塩類バランスの調節	
パラソルモン	カルシウム量の調節	副甲状腺
ガストリン	胃酸の分泌を促進	胃粘膜
セクレチン	消化液の分泌を促進	十二指腸
メラトニン	睡眠と覚醒のリズム（サーカディアンリズム、概日リズム）の調節	脳の松果体

泌尿器系

14 尿の生成

腎臓

ネフロン

- 腎小体
  - 血液が［糸球体］を通過
  - ↓ 血球・蛋白質以外ろ過
  - ［ボウマン嚢］ 原尿となる

↓

- 尿細管
  - 〔 近位尿細管 〕 必要成分再吸収
    - ↓ 水、電解質：80%以上
    - 糖、アミノ酸：100%
  - 〔 ヘンレ係蹄 〕 残り成分再吸収
    - ↓
  - 〔 遠位尿細管 〕 さらに残り成分再吸収

↓

腎盂

↓

尿管 → 膀胱 → 尿道 → 体外へ排泄

15 尿の成分

- 弱酸性
- 95%→水分、5%→固形物
- 尿比重
  - 水分摂取量多い　→比重低い
  - 水分摂取量少ない→比重高い

16 腎臓・泌尿器系疾患に関する検査

検査項目	検査値	考えられる病気
血中尿素窒素	上昇	腎機能の低下
尿蛋白	陽性	腎臓疾患（慢性腎炎、ネフローゼ）、膀胱・尿道疾患
尿糖	陽性	糖尿病 腎性糖尿→体質のため糖尿病と区別
尿潜血	陽性	腎炎、膀胱炎、尿路結石、腎臓・膀胱の腫瘍

感覚器系

17 視覚の特徴

網膜	錐状体	明るい所で働き色を感知	
	杆状体	暗い所で働き弱い光を感知	
近視眼		眼軸　長	平行光線が網膜前方で像を結ぶ
遠視眼		眼軸　短	平行光線が網膜後方で像を結ぶ

18 聴覚の特徴

内耳	前庭	平衡感覚	体の傾きの方向や大きさを感じる
	半規管		体の回転の方向や速度を感じる
	蝸牛	聴覚	

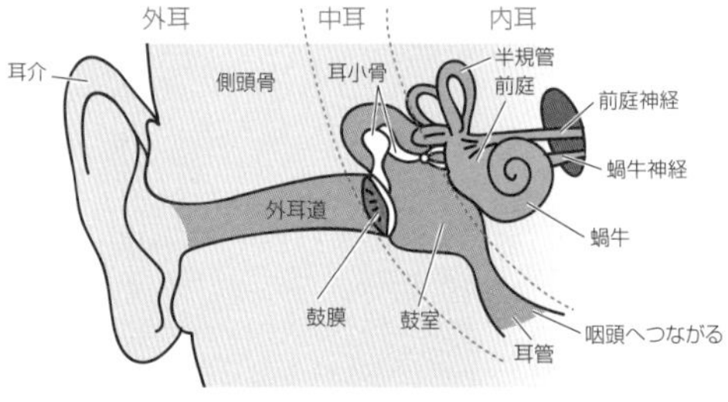

神経系

19 神経系の分類

肉眼的分類

- 中枢神経
  - 脳
  - 脊髄
- 末梢神経

機能的分類

- 体性神経
  - 感覚神経
  - 運動神経
- 自律神経
  - 交感神経
  - 副交感神経

20 脳の構造とその働き

- 脳
  - 大脳
    - 大脳皮質（灰白質）― 運動中枢、感覚・思考中枢、言語中枢　など
    - 大脳髄質（白質）
  - 小脳　運動・平衡感覚中枢
  - 脳幹
    - 間脳
      - 視床
      - 視床下部　体温調節中枢　など
    - 延髄　呼吸中枢・心臓中枢

21 自律神経の作用

	心臓（心拍数）	消化管の活動
交感神経系	増加	抑制
副交感神経系	減少	促進

運動器系

22 筋肉の種類

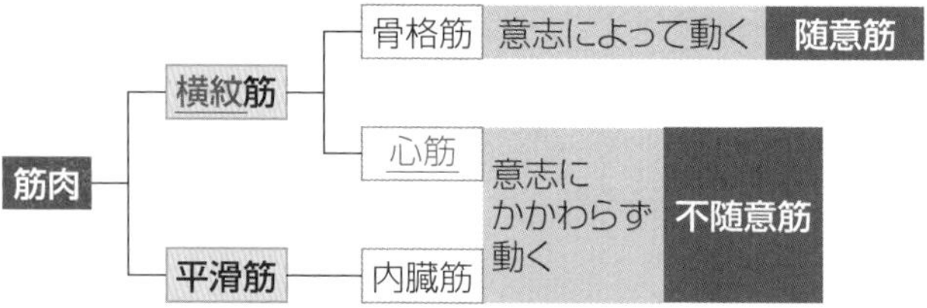

23 筋肉の収縮の種類

収縮の仕方	仕組み	具体例
等張性収縮	筋肉が長さを変えて一定の張力で筋力を発生	荷物を持ち上げる、屈伸運動など
等尺性収縮	筋肉の長さを変えずに外力に抵抗して筋力を発生	直立姿勢、情報機器作業など

24 筋肉収縮のエネルギー

●酸素の供給が十分なとき

グリコーゲン → ATP(多量) ＋ 水 ＋ 二酸化炭素

●酸素の供給が不十分なとき

グリコーゲン → ATP(少量) ＋ 乳酸

環境による心身の変化

25 ストレス

- 外部刺激（ストレッサー）により生じる心身の変化⇒ストレス
- 外部刺激（ストレッサー）の強弱や質に応じて、自律神経系と内分泌系を介して心身活動の抑圧・亢進が行われ、バランスを維持する（恒常性）

関係ホルモン			分泌場所
カテコールアミン	アドレナリン	分泌増加	副腎髄質
	ノルアドレナリン		交感神経の末端
副腎皮質ホルモン	コルチゾール		副腎皮質

26 睡眠時の状態

神経系	副交感神経活発
筋肉	弛緩
新陳代謝、体温	低下
呼吸数、心拍数	減少

第1章 有害作業環境

★
Q 107
害□□
【R3】

リスクアセスメントは、化学物質等を原材料等として新規に採用し、又は変更するとき、化学物質等を製造し、又は取り扱う業務に係る作業の方法又は手順を新規に採用し、又は変更するときなどに実施する。

★
Q 108
害□□
【R2】

リスクアセスメントの基本的手順のうち最初に実施するのは、労働者の就業に係る化学物質等による危険性又は有害性を特定することである。

★
Q 109
害□□
【R5改】

化学物質等による疾病のリスクの低減措置について、法令に定められた措置以外の措置を検討する場合、化学物質等の有害性に応じた有効な保護具の使用を最も優先する。

★
Q 110
害□□
【R2改】

リスクアセスメントにおいて、ハザードは、労働災害発生の可能性と負傷又は疾病の重大性（重篤度）の組合せであると定義される。

★
Q 111
害□□
【R3改】

トリクロロエチレンは、常温・常圧（25℃、１気圧）の空気中で蒸気として存在する。

★
Q 112
害□□
【H26改】

ニッケルカルボニルは、常温・常圧（25℃、１気圧）の空気中で粉じんとして存在する。

第一種衛生管理者では、頻出の分野です。化学物質の状態は暗記すれば得点に結びつきます。

A 107 □□

リスクアセスメントは、①化学物質等を新規に採用・変更するときのほか、②化学物質等の製造・取扱い業務に係る作業の方法または手順を新規に採用・変更するとき、③化学物質等による危険性・有害性等について変化が生じまたは生ずるおそれがあるときなどに実施する。 ○

A 108 □□

リスクアセスメントにおいては、労働者の就業に係る化学物質等による危険性または有害性の特定を最初に実施する。 ○

A 109 □□

化学物質等による疾病のリスクの低減措置について、法令に定められた措置以外の措置を検討する場合、危険性または有害性のより低い物質への代替等、化学反応のプロセス等の運転条件の変更等を優先する。 ×

A 110 □□

リスクアセスメントにおいて、ハザードとは、労働者の就業に係る危険性または有害性をいう。 ×

A 111 □□

トリクロロエチレンは、常温・常圧の空気中で蒸気として存在する。 ○

A 112 □□

ニッケルカルボニルは、常温・常圧の空気中で蒸気として存在する。 ×

★★
Q 113
害□□
【R2改】
アセトンは、常温・常圧（25℃、1気圧）の空気中で蒸気として存在する。

★★
Q 114
害□□
【R2改】
塩素は、常温・常圧（25℃、1気圧）の空気中で蒸気として存在する。

★★
Q 115
害□□
【H28改】
常温・常圧（25℃、1気圧）の空気中における硫酸ジメチルの状態は粉じんである。

★
Q 116
害□□
【R3改】
常温・常圧（25℃、1気圧）の空気中におけるホルムアルデヒドの状態はミストである。

★★
Q 117
害□□
【R5改】
ジクロロベンジジンは、常温・常圧（25℃、1気圧）の空気中で蒸気として存在する。

★★
Q 118
害□□
【R4改】
塩化ビニルは、常温・常圧（25℃、1気圧）の空気中で蒸気として存在する。

★
Q 119
害□□
【R3改】
二酸化硫黄は、常温・常圧（25℃、1気圧）の空気中で蒸気として存在する。

A 113 □□ アセトンは、常温・常圧の空気中で蒸気として存在する。 ○

A 114 □□ 塩素は、常温・常圧の空気中でガスとして存在する。 ×

A 115 □□ 硫酸ジメチルは、常温・常圧の空気中で蒸気として存在する。 ×

A 116 □□ ホルムアルデヒドは、常温・常圧の空気中でガスとして存在する。 ×

A 117 □□ ジクロロベンジジンは、常温・常圧の空気中で粉じんとして存在する。 ×

A 118 □□ 塩化ビニルは、常温・常圧の空気中でガスとして存在する。 ×

A 119 □□ 二酸化硫黄は、常温・常圧の空気中でガスとして存在する。 ×

第2章 化学的要因と疾病

★★
Q 120
害□□
【R4】

じん肺は、粉じんを吸入することによって肺に生じた炎症性病変を主体とする疾病で、その種類には、けい肺、間質性肺炎、慢性閉塞性肺疾患（ＣＯＰＤ）などがある。

★★
Q 121
害□□
【R3】

鉱物性粉じんに含まれる遊離けい酸（SiO_2）は、石灰化を伴う胸膜肥厚や胸膜中皮腫を生じさせるという特徴がある。

★★
Q 122
害□□
【R4】

炭素を含む粉じんは、じん肺を起こすことがある。

★
Q 123
害□□
【R3】

じん肺がある程度進行しても、粉じんへのばく露を中止すれば、症状が更に進行することはない。

★★
Q 124
害□□
【R5】

けい肺は、鉄、アルミニウムなどの金属粉じんによる肺の線維増殖性変化で、けい肺結節という線維性の結節が形成される。

Q 125
害□□
【H27】

米杉、ラワンなどの木材は、その粉じんを吸入することによってぜんそくを起こすことがある。

★★
Q 126
害□□
【R4】

カドミウム中毒では、上気道炎、肺炎、腎機能障害などがみられる。

第一種衛生管理者試験の労働衛生（有害）の山場です。覚えるべきことを覚えれば得点に結びつきます。

A 120 □□

じん肺は、粉じんを吸入することによって肺に生じた炎症性病変を主体とする疾病であり、間質性肺炎、慢性閉塞性肺疾患（ＣＯＰＤ）は、じん肺ではない。 ×

A 121 □□

遊離けい酸は、肺に線維増殖性変化をきたし、けい肺結節を形成する。石灰化を伴う胸膜の肥厚や胸膜中皮腫を生じさせるのは石綿である。 ×

A 122 □□

炭素のほか、鉄、アルミなどの金属粉じんも、じん肺を起こすことがある。 ○

A 123 □□

じん肺はある程度進行すると、粉じんへのばく露を中止しても症状が更に進行することがある。 ×

A 124 □□

けい肺は、鉱物性粉じんに含まれる遊離けい酸（SiO_2）により、胸部にけい肺結節という線維性の結節を形成する特徴がある。 ×

A 125 □□

米杉、ラワンなどの木材の植物性粉じんは有害性は低いものの、労働者の体質によってはぜんそくなどを起こすことがある。 ○

A 126 □□

カドミウムの標的臓器は肺と腎臓で、急性中毒では上気道炎、肺炎、慢性中毒では肺気腫や腎障害がみられる。 ○

★★
Q127
害□□
【R4】

マンガン中毒では、指の骨の溶解、肝臓の血管肉腫などがみられる。

★★
Q128
害□□
【R1】

金属水銀中毒では、骨軟化症、鼻中隔穿《せん》孔などの症状がみられる。

★★
Q129
害□□
【H26】

鉛中毒では、中枢神経系の麻酔作用による頭痛、めまい、失神と脂溶性による皮膚炎、角化などの症状がみられる。

★★
Q130
害□□
【R1】

クロム中毒では、低分子蛋《たん》白尿、歯への黄色の色素沈着、視野狭窄《さく》などの症状がみられる。

★★
Q131
害□□
【R4】

砒《ひ》素中毒では、角化症、黒皮症などの皮膚障害、鼻中隔穿《せん》孔などの症状がみられる。

★★
Q132
害□□
【R5】

金属熱は、鉄、アルミニウムなどの金属を溶融する作業などに長時間従事した際に、高温環境により体温調節機能が障害を受けることにより発生する。

★
Q133
害□□
【H28】

一酸化炭素中毒の後遺症として、健忘やパーキンソン症状がみられることがある。

A 127 □□
マンガン中毒は、筋のこわばり、震え、歩行困難などを起こすことがある。 ×

A 128 □□
金属水銀による中毒では、手指の震えや感情不安定、幻覚などの精神障害の症状がみられる。 ×

A 129 □□
鉛中毒では、貧血、末梢神経障害、腹部の疝痛などの症状がみられる。 ×

A 130 □□
クロム中毒では、鼻中隔穿孔、皮膚障害、肺がん、上気道がんなどの症状がみられる。 ×

A 131 □□
砒素中毒では、角化症、黒皮症などの皮膚障害、鼻中隔穿孔、末梢神経障害などがみられる。 ○

A 132 □□
金属熱は、金属のヒュームを吸入することによって生じるアレルギー反応で、悪寒、発熱、関節痛などの症状がみられる。高温環境による体温調節機能が障害を受けることにより発生するものではない。 ×

A 133 □□
一酸化炭素中毒では、健忘（物忘れ）やパーキンソン症状（歩行障害など）が後遺症としてみられることがある。 ○

★★
Q134
害□□
【R4】

一酸化炭素中毒は、血液中のグロブリンと一酸化炭素が強く結合し、体内の各組織が酸素欠乏状態を起こすことにより発生する。

★★
Q135
害□□
【R2】

二硫化炭素による中毒では、メトヘモグロビン形成によるチアノーゼがみられる。

★★
Q136
害□□
【R5】

弗《ふっ》化水素による中毒では、脳神経細胞が侵され、幻覚、錯乱などの精神障害がみられる。

★★
Q137
害□□
【R2】

メタノールによる健康障害として顕著なものは、網膜細動脈瘤《りゅう》を伴う脳血管障害である。

★★
Q138
害□□
【R5】

ノルマルヘキサンによる障害として顕著なものには、白血病や皮膚がんがある。

★★
Q139
害□□
【H28】

ベンゼンによる健康障害では、再生不良性貧血、白血病などがみられる。

★★
Q140
害□□
【R5】

シアン化水素による中毒では、細胞内の酸素の利用の障害による呼吸困難、けいれんなどがみられる。

★★
Q141
害□□
【R4】

塩化ビニルによる慢性中毒では、慢性気管支炎、歯牙酸蝕《しょく》症などがみられる。

A 134 □□
一酸化炭素中毒は、血液中のヘモグロビンと一酸化炭素が酸素より先に結合することで酸素欠乏状態を引き起こす。 ×

A 135 □□
二硫化炭素は、動脈硬化を進行させたり、精神障害を起こすことがある。また、微細動脈瘤を伴う脳卒中や虚血性疾患のリスクが高まる。 ×

A 136 □□
弗化水素は、気管支炎、肺水腫、腎障害を起こすことがあり、また慢性中毒では、骨の硬化、斑状歯などがみられる。 ×

A 137 □□
メタノールによる健康障害として顕著なものは、視力低下、視野狭窄などの視神経障害である。網膜細動脈瘤を伴う脳血管障害ではない。 ×

A 138 □□
ノルマルヘキサンによる健康障害では、頭痛、めまい、末梢神経障害（多発性神経炎）を起こすことがある。 ×

A 139 □□
ベンゼンによる健康障害では、長期間ばく露によって造血器障害が現れ、再生不良性貧血や白血病がみられる。 ○

A 140 □□
シアン化水素は気道だけでなく皮膚からも吸収され、細胞内の呼吸の障害による呼吸困難やけいれんを起こすことがある。 ○

A 141 □□
塩化ビニルの急性ばく露では脳に麻酔作用が、低濃度の長時間ばく露では、皮膚の硬化、肝障害が生じる。また、肝血管肉腫を生じる。 ×

★★
Q 142 有機溶剤は、脂溶性が低いため、脂肪の多い脳などには入りにくい。
害□□
【R5】

★★
Q 143 有機溶剤の多くは、揮発性が高く、その蒸気は空気より軽い。
害□□
【R5】

★★
Q 144 低濃度の有機溶剤の繰り返しばく露では、頭痛、めまい、物忘れ、不眠などの不定愁訴がみられる。
害□□
【R3】

★
Q 145 塩化ビニルにより発症するおそれのある主たるがんとしては、肝血管肉腫がある。
害□□
【H31改】

Q 146 コールタールにより発症するおそれのある主たるがんとしては、皮膚がんがある。
害□□
【H23改】

★
Q 147 石綿は、皮膚がんを起こすおそれがある。
害□□
【H28改】

★★
Q 148 空気中の酸素濃度が15～16%程度の酸素欠乏症では、一般に頭痛、吐き気などの症状がみられる。
害□□
【H30改】

★
Q 149 *N,N*-ジメチルホルムアミドによる障害として顕著なものには、視力低下を伴う視神経障害がある。
害□□
【R5】

A 142 □□
有機溶剤は、すべて脂溶性があり、脂溶性が大きいほど脂肪の多い脳などに入りやすい。 ×

A 143 □□
有機溶剤の蒸気は一般に空気より重い。なお、呼吸器のほか、皮膚からも吸収される。 ×

A 144 □□
低濃度の有機溶剤の繰り返しばく露では、中枢神経系麻酔作用によって、頭痛、めまい、物忘れ、不眠などの不定愁訴がみられる。 ○

A 145 □□
塩化ビニルによりがんの一種である肝血管肉腫を発症するおそれがある。 ○

A 146 □□
コールタールにより肺がんや皮膚がんを発症するおそれがある。 ○

A 147 □□
石綿は石綿肺と呼ばれるじん肺や肺がん、胸膜などの中皮腫を起こすおそれがある。 ×

A 148 □□
空気中の酸素濃度が15～16%程度の酸素欠乏症では、一般に頭痛、吐き気などの症状がみられる。 ○

A 149 □□
N,N-ジメチルホルムアミドによる健康障害（長期間ばく露）では、頭痛、めまい、消化不良、肝機能障害などがみられる。 ×

第3章 物理的要因と疾病

Q150 害□□ 【H23改】

熱射病は、熱中症の一つで、高温環境下で体温調節中枢の麻痺《ひ》により、体温の上昇、発汗の停止、意識障害などの重篤な症状に至るものである。

★
Q151 害□□ 【R5】

熱けいれんは、高温環境下での労働において、皮膚の血管に血液がたまり、脳への血液の流れが少なくなることにより発生し、めまい、失神などの症状がみられる。

★
Q152 害□□ 【H25】

低体温症は、全身が冷やされ体内温度が25℃以下にまで低下したとき発生し、意識消失、筋の硬直などの症状がみられる。

★★
Q153 害□□ 【R4】

凍瘡《そう》は、皮膚組織の凍結壊《え》死を伴うしもやけのことで、0℃以下の寒冷にばく露することによって発生する。

★★
Q154 害□□ 【H30】

騒音性難聴は、騒音により中耳の有毛細胞が変性することにより生じる。

★
Q155 害□□ 【R5】

騒音性難聴では、通常、会話音域より高い音域から聴力低下が始まる。

★
Q156 害□□ 【R5】

人が聴くことができる音の周波数は、およそ20～20,000Hzである。

温熱環境による疾病、騒音環境による疾病が頻出です。疾病名と症状が一致するよう意識しながら押さえましょう。

A 150 □□
熱射病は、熱中症のなかでも最も危険な状態であり、体温は40℃以上になる。急速に体温を下げる処置を行う。　○

A 151 □□
熱けいれんは、多量に発汗した際、水分のみを補給したために血液中の塩分濃度が低下することで生じるもので、筋肉のけいれんがみられる。発熱はない。　×

A 152 □□
低体温症は、全身が冷やされ体内温度が35℃以下にまで低下したとき発生し、ふるえ、意識消失、筋の硬直などの症状がみられる。　×

A 153 □□
凍瘡は、しもやけとも呼ばれ、日常生活内での軽度の寒冷により発生する。0℃以下の寒冷によって皮膚組織の凍結壊死を起こすのは凍傷である。　×

A 154 □□
騒音性難聴は、音を神経に伝達する内耳にある聴覚器官（蝸牛）の有毛細胞の変性によって起こる。　×

A 155 □□
騒音性難聴では、通常、会話音域より高い音域から聴力低下が始まる。なお、この聴力低下は、4,000Hz（4kHz）付近から始まる。　○

A 156 □□
人が聴くことのできる音の周波数は、およそ20Hzから20,000Hz程度までである。　○

★★
Q157
害□□
【R5】

等価騒音レベルは、単位時間（1時間）について10分間ごとのピーク値の騒音レベルを平均化した評価値で、変動する騒音に対して適用される。

★★
Q158
害□□
【H29】

騒音は、自律神経系や内分泌系へも影響を与えるため、騒音ばく露により、ストレス反応である副腎皮質ホルモンの分泌の減少が認められる。

Q159
害□□
【R5】

音圧レベルは、通常、その音圧と人間が聴くことができる最も小さな音圧（20μPa）との比の常用対数を20倍して求められ、その単位はデシベル（dB）で表される。

★★
Q160
害□□
【R1】

振動障害は、チェーンソーなどの振動工具によって生じる障害で、手のしびれなどの末梢《しょう》神経障害やレイノー現象などの末梢循環障害がみられる。

★★
Q161
害□□
【H28】

レイノー現象は、振動障害に特有の末梢神経障害で、夏期に発生しやすい。

★★
Q162
害□□
【R4】

減圧症は、潜函《かん》作業者や潜水作業者が高圧下作業からの減圧に伴い、血液中や組織中に溶け込んでいた炭酸ガスの気泡化が関与して発生し、皮膚のかゆみ、関節痛、神経の麻痺《ひ》などの症状がみられる。

★
Q163
害□□
【H24】

紫外線は、可視光線より波長の短い電磁波で、電光性眼炎を起こすことがある。

A 157 □□

等価騒音レベルは、時間的に変動する騒音レベルのエネルギー的な平均値を表す量である。変動する騒音に対する人間の生理・心理的反応とよく対応する。 ×

A 158 □□

騒音は、自律神経系や内分泌系へも影響を与え、交感神経の活動の亢進や副腎皮質ホルモンの分泌の増加がみられることがある。 ×

A 159 □□

音の大きさを表す音圧レベルの単位はデシベル（dB）で表される。通常、その音圧と人間が聴くことができる最も小さな音圧（20μPa）との比の常用対数を20倍して求められる。 ○

A 160 □□

振動障害は、チェーンソー、削岩機などの振動工具の長期使用による障害で、末梢神経障害である手のしびれや知覚障害、末梢循環障害であるレイノー現象（手指の蒼白現象）が発生することがある。 ○

A 161 □□

レイノー現象は、振動障害に特有の末梢神経障害で、冬季に発生しやすい。 ×

A 162 □□

減圧症は、血液中に溶け込んでいた窒素が、減圧により気泡化し、発生する。なお、減圧症の症状には、皮膚のかゆみや関節痛・筋肉痛などがある。 ×

A 163 □□

紫外線は可視光線より波長が短い電磁波で電光性眼炎や皮膚がんを起こすことがある。 ○

★
Q 164
害□□
【H30】

マイクロ波は、赤外線より波長が短い電磁波で、照射部位の組織を加熱する作用がある。

Q 165
害□□
【R4】

エックス線は、通常、エックス線装置を用いて発生させる人工の電離放射線であるが、放射性物質から放出されるガンマ線と同様に電磁波である。

★
Q 166
害□□
【R1】

造血器、消化管粘膜など細胞分裂の頻度の高い細胞が多い組織・臓器は、一般に、電離放射線の影響を受けやすい。

★
Q 167
害□□
【R1】

電離放射線の被ばくによる発がんと遺伝的影響は、確定的影響に分類され、その発生には、しきい値があり、しきい値を超えると発生率及び症状の程度は線量に依存する。

★
Q 168
害□□
【R3】

電離放射線による中枢神経系障害は、確率的影響に分類され、被ばく線量がしきい値を超えると発生率及び重症度が線量に応じて増加する。

★★
Q 169
害□□
【R4】

窒素ガスで置換したタンク内の空気など、ほとんど無酸素状態の空気を吸入すると徐々に窒息の状態になり、この状態が5分程度継続すると呼吸停止する。

A 164 □□ マイクロ波の波長は、赤外線より長い。皮膚や脂肪層を通過し、筋肉に吸収され体温上昇作用を生じ、組織壊死や白内障を起こすことがある。 ×

A 165 □□ エックス線は、通常、エックス線装置を用いて発生させる人工の電離放射線であるが、放射性物質から放出されるガンマ線と同様に電磁波である。 ○

A 166 □□ 造血器、生殖腺、腸粘膜、皮膚などの組織・臓器は、一般的に電離放射線の影響を受けやすい。 ○

A 167 □□ 電離放射線の被ばくによる発がんと遺伝的影響は、確率的影響に分類され、発生する確率が被ばく線量の増加に応じて増加する。 ×

A 168 □□ 電離放射線による中枢神経系障害は、確定的影響に分類され、被ばく線量がしきい値を超えると発生率および重症度が線量に応じて増加する。 ×

A 169 □□ 酸素が極端に低下した空気を吸うと、それがわずか1回の呼吸であっても、体内の酸素不足が劇的に生じて、数秒で活動低下、または活動停止状態という危険な状態になる。 ×

第4章 作業環境管理

★
Q170 害□□ 【H27】
作業管理とは、局所排気装置の設置などの工学的な対策によって、作業環境を良好な状態に維持することをいう。

Q171 害□□ 【H30】
単位作業場所は、作業場の区域のうち労働者の作業中の行動範囲、有害物の分布等の状況等に基づき定められる作業環境測定のために必要な区域をいう。

★★
Q172 害□□ 【R3】
管理濃度は、有害物質に関する作業環境の状態を単位作業場所の作業環境測定結果から評価するための指標として設定されたものである。

★★
Q173 害□□ 【R2】
A測定は、原材料を反応槽へ投入する場合など、間欠的に大量の有害物質の発散を伴う作業における最高濃度を知るために行う測定である。

★★
Q174 害□□ 【R2】
B測定は、単位作業場所における気中有害物質濃度の平均的な分布を知るために行う測定である。

★
Q175 害□□ 【H30】
A測定とB測定を併せて行う場合は、A測定の測定値を用いて求めた第一評価値及び第二評価値とB測定の測定値に基づき、単位作業場所を第一管理区分から第三管理区分までのいずれかに区分する。

「A、B測定」、「管理濃度」の定義は必ず押さえましょう。管理区分の決定については、表を活用し過去問を中心に押さえましょう。

A 170 □□
工学的な対策によって、作業環境を良好な状態に維持するのは、作業環境管理である。作業管理は、作業そのものを管理することである。 ×

A 171 □□
単位作業場所は、作業場の区域のうち労働者の作業中の行動範囲、有害物の分布等の状況等に基づき定められる作業環境測定のために必要な区域をいう。 ○

A 172 □□
管理濃度は、有害物質に関する作業環境の状態を単位作業場所の作業環境測定結果から評価するための指標として設定されたものである。 ○

A 173 □□
間けつ的に有害物質の発散を伴う作業による気中有害物質の最高濃度を知るために行う測定は、B測定である。 ×

A 174 □□
気中有害物質濃度の平均的な分布を知るために行う測定は、A測定である。 ×

A 175 □□
A測定とB測定を併せて行う場合は、A測定の測定値を用いて求めた第一評価値および第二評価値とB測定の測定値に基づき、単位作業場所を第一管理区分から第三管理区分までのいずれかに区分する。 ○

★★
Q 176
害□□
【H29】
A測定の第二評価値が管理濃度を超えている単位作業場所の管理区分は、B測定の結果に関係なく第三管理区分となる。

★★
Q 177
害□□
【R2】
A測定の第二評価値及びB測定の測定値がいずれも管理濃度に満たない単位作業場所は、第一管理区分になる。

★★
Q 178
害□□
【R3】
B測定の測定値が管理濃度を超えている単位作業場所は、A測定の結果に関係なく第三管理区分に区分される。

★
Q 179
害□□
【H27】
有害物質を取り扱う装置を構造上又は作業上の理由で完全に密閉できない場合は、装置内の圧力を外気圧よりわずかに低くする。

★
Q 180
害□□
【H27】
粉じんを発散する作業工程では、密閉化や湿式化を局所排気装置などの設置に優先して検討する。

★
Q 181
害□□
【R4改】
有機溶剤を使用する塗装方法を、有害性の低い水性塗料の塗装に変更することは、作業環境管理に該当する。

A 176 □□ A測定の第二評価値が管理濃度を超えている場合、B測定の結果に関係なく第三管理区分となる。 ○

A 177 □□ A測定の第一評価値とB測定の測定値がともに管理濃度に満たない場合、第一管理区分となる。 ×

A 178 □□ A測定の結果に関係なく第三管理区分となるのは、B測定の測定値が管理濃度の1.5倍を超えている場合である。 ×

A 179 □□ 有害物質を取り扱う装置を完全に密閉できない場合は、装置内の圧力を外気圧よりわずかに低くする（負圧にする）。 ○

A 180 □□ 粉じんが飛散しないよう密閉化や湿式化の検討が局所排気装置などの設置より、優先される。 ○

A 181 □□ 有機溶剤を使用する塗装方法を、有害性の低い水性塗料の塗装に変更することは、作業環境管理に該当する。 ○

第5章 局所排気装置

★
Q 182 害□□ 【H29改】

局所排気装置は、有害物の発生源の近くにフードを設けて定常的な吸引気流をつくり、有害物が拡散する前に吸引除去するものである。

★
Q 183 害□□ 【R3改】

局所排気装置のフードの型式について、一般に、排気効果が大きいとされる順に並べると、囲い式建築ブース型＞外付け式ルーバ型＞囲い式カバー型となる。

Q 184 害□□ 【H22】

外付け式フードのうち、上方吸引型は、側方吸引型や下方吸引型よりも一般的に吸引効果が大きい。

★★
Q 185 害□□ 【R5】

フード開口部の周囲にフランジがあると、フランジがないときに比べ、気流の整流作用が増すため、大きな排風量が必要となる。

★★
Q 186 害□□ 【R5】

ダクトの形状には円形、角形などがあり、その断面積を大きくするほど、ダクトの圧力損失が増大する。

★★
Q 187 害□□ 【R4】

ドラフトチェンバ型フードは、発生源からの飛散速度を利用して捕捉するもので、外付け式フードに分類される。

出題頻度の高い分野です。フードの効果順や特徴のほか、フードの図も出題されています。

A 182 □□

局所排気装置は、有害物の発生源の近くにフードを設けて定常的な吸引気流をつくり、有害物が拡散する前に吸引除去するものである。 ○

A 183 □□

外付け式より囲い式のほうが排気効果が大きい。また、囲い式では、建築ブース型よりカバー型の方が排気効果が大きい。したがって、効果が大きいのは囲い式カバー型＞囲い式建築ブース型＞外付け式ルーバ型の順となる。 ×

A 184 □□

上方吸引型は、側方吸引型や下方吸引型よりも一般的に吸引効果が小さい。 ×

A 185 □□

フランジを設けると、フランジがないときに比べ少ない排風量で所要の効果を上げることができる。 ×

A 186 □□

ダクトは断面積が大きくなるほど、圧力損失は減少する。 ×

A 187 □□

ドラフトチェンバ型フードは、作業面以外の周囲が覆われているもので、囲い式フードに分類される。 ×

Q 188
害□□
【H24】

グローブボックス型フードは、発生源からの飛散速度を利用して有害物質を捕捉するもので、外付け式フードに分類される。

★
Q 189
害□□
【R2】

建築ブース型フードは、作業面を除き周りが覆われているもので、外付け式フードに分類される。

★
Q 190
害□□
【R4】

キャノピ型フードは、発生源からの熱による上昇気流を利用して捕捉するもので、レシーバ式フードに分類される。

★
Q 191
害□□
【R5】

スロット型フードは、作業面を除き周りが覆われているもので、囲い式フードに分類される。

★
Q 192
害□□
【H27】

局所排気装置を設置する場合は、給気量が不足すると排気効果が低下するので、排気量に見合った給気経路を確保する。

★★
Q 193
害□□
【R4】

空気清浄装置を付設する局所排気装置を設置する場合、排風機は、一般に、フードに接続した吸引ダクトと空気清浄装置の間に設ける。

★
Q 194
害□□
【R2】

ダクトは、曲がり部分をできるだけ少なくするように配管し、主ダクトと枝ダクトとの合流角度は45°を超えないようにする。

A 188 □□

グローブボックス型フードは、両手を差し込んで作業をする孔以外がおおわれている作業台で、囲い式フードに分類される。 ×

A 189 □□

建築ブース型フードは、作業面を除き周りが覆われているもので、囲い式フードに分類される。 ×

A 190 □□

キャノピ型フードは、発生源からの熱による上昇気流を利用して有害物質を捕捉するもので、レシーバ式フードに分類される。 ○

A 191 □□

スロット型フードは、外付け式フードに分類される。 ×

A 192 □□

局所排気装置を設置する場合は、給気量が不足すると排気効果が低下するので、屋外からの給気用換気扇を設けるなど、十分な排気量に見合った給気経路を確保することが必要である。 ○

A 193 □□

排風機は、吸引ダクトと空気清浄装置の後に設ける。 ×

A 194 □□

ダクトは、曲がり部分をできるだけ少なくするように配管し、主ダクトと枝ダクトとの合流角度は45°を超えないようにする。 ○

第6章 労働衛生保護具

★
Q195
害□□
【H27】

作業管理の内容には、労働衛生保護具の適正な使用により有害な物質への身体ばく露を少なくすることが含まれる。

★★
Q196
害□□
【R4】

型式検定合格標章のある防じんマスクでも、ヒュームのような微細な粒子に対しては効果がない。

★★
Q197
害□□
【R3】

防じんマスクの手入れの際、ろ過材に付着した粉じんは圧縮空気で吹き飛ばすか、ろ過材を強くたたいて払い落として除去する。

Q198
害□□
【H31】

酸素濃度18%未満の場所で使用できる呼吸用保護具には、送気マスク、空気呼吸器のほか、電動ファン付き呼吸用保護具がある。

★
Q199
害□□
【R1】

防じんマスクの面体の接顔部に接顔メリヤスを使用すると、マスクと顔面との密着性が良くなる。

★★
Q200
害□□
【R1】

防じんマスクは作業に適したものを選択し、顔面とマスクの面体の高い密着性が要求される有害性の高い物質を取り扱う作業については、使い捨て式のものを選ぶ。

出題頻度の高い分野です。まずは、呼吸用保護具を確実に押さえ、その後、他の保護具を押さえるとよいでしょう。

A 195 □□

作業管理の内容には、労働衛生保護具の適正な使用により有害な物質への身体ばく露を少なくすることが含まれる。 ○

A 196 □□

防じんマスクは、ヒュームに対して有効なマスクである。 ×

A 197 □□

ろ過材に付着した粉じんを圧縮空気で吹き飛ばしたり、強くたたいて払い落とすと、ろ過材が破損したり粉じんの再飛散をさせるため行ってはならない。 ×

A 198 □□

酸素濃度18%未満の場所では、電動ファン付き呼吸用保護具や防じんマスク、防毒マスクを使用してはならない。このような場所で使用できる呼吸用保護具には、送気マスク、空気呼吸器がある。 ×

A 199 □□

面体の接顔部に接顔メリヤスを使用すると、有害物質が面体の接顔部から面体内へ入り込むおそれがある。密着性が良くなるのではない。 ×

A 200 □□

顔面とマスクの面体の高い密着性が要求される有害性の高い物質を取り扱う作業で使用する防じんマスクは、取替え式のものを選ぶ。 ×

★★
Q 201
害□□
【H28】
防毒マスクは、顔面と接する部分が適切な位置に収まるよう装着し、しめひもについては、耳にかけることなく、後頭部において固定する。

★
Q 202
害□□
【H30】
防毒マスクの吸収缶が除毒能力を喪失するまでの時間を破過時間という。

★
Q 203
害□□
【R5】
ガス又は蒸気状の有害物質が粉じんと混在している作業環境中で防毒マスクを使用するときは、防じん機能を有する防毒マスクを選択する。

Q 204
害□□
【H31】
有機ガス用防毒マスクの吸収缶の色は黒色であり、シアン化水素用防毒マスクの吸収缶の色は青色である。

★★
Q 205
害□□
【R5】
防毒マスクの吸収缶の色は、一酸化炭素用は赤色で、有機ガス用は黒色である。

★
Q 206
害□□
【R4】
エアラインマスクは、清浄な空気をボンベに詰めたものを空気源として供給する呼吸用保護具で、自給式呼吸器の一種である。

★★
Q 207
害□□
【R4】
複数の種類の有害ガスが混在している場合には、そのうち最も毒性の強いガス用の防毒マスクを使用する。

★★
Q 208
害□□
【H30】
有毒ガスの濃度が高い場合には、電動ファン付き呼吸用保護具を使用する。

A 201 □□ しめひもは、耳にかけるのではなく、後頭部に固定する。 ○

A 202 □□ 防毒マスクの吸収缶が除毒能力を喪失するまでの時間を破過時間という。 ○

A 203 □□ ガスまたは蒸気状の有害物質が粉じんと混在している作業環境中で防毒マスクを使用するときは、防じん機能を有する防毒マスクを選択する。 ○

A 204 □□ 有機ガス用防毒マスクの吸収缶の色は黒色であり、シアン化水素用防毒マスクの吸収缶の色は青色である。 ○

A 205 □□ 一酸化炭素用の吸収缶の色は赤色で、有機ガス用は黒色である。 ○

A 206 □□ エアラインマスクは、送気マスクの一種で、圧縮空気を空気源とし、清浄な空気をパイプ、ホース等により作業者に供給するものである。 ×

A 207 □□ 複数の種類の有害ガスが混在している場合は、それぞれの種類に適合した吸収缶を使用する。 ×

A 208 □□ 存在する有害ガスが高濃度の場合や種類が不明な場合は、送気マスクや自給式呼吸器を使用する。 ×

★
Q 209
害□□
【R5】

送気マスクは、清浄な空気をボンベに詰めたものを空気源として作業者に供給する自給式呼吸器である。

Q 210
害□□
【H31】

空気呼吸器は、ボンベに充てんされた清浄空気を作業者に供給する自給式呼吸器である。

★★
Q 211
害□□
【R5】

騒音作業における聴覚保護具（防音保護具）として、耳覆い（イヤーマフ）又は耳栓のどちらを選ぶかは、作業の性質や騒音の特性で決まるが、非常に強烈な騒音に対しては両者の併用も有効である。

Q 212
害□□
【H22改】

熱から皮膚を保護する目的で使用する防熱衣は、アルミナイズドクロス製のものが多い。

★
Q 213
害□□
【R4】

保護クリームは、皮膚の露出部に塗布して、作業中に有害な物質が直接皮膚に付着しないようにする目的で使用するものであるので、有害性の強い化学物質を直接素手で取り扱うときには、必ず使用する。

★
Q 214
害□□
【R4】

保護めがねは、紫外線などの有害光線による眼の障害を防ぐ目的で使用するもので、飛散粒子、薬品の飛沫《まつ》などによる障害を防ぐ目的で使用するものではない。

★
Q 215
害□□
【R5】

遮光保護具には、遮光度番号が定められており、溶接作業などの作業の種類に応じて適切な遮光度番号のものを使用する。

A 209 □□
送気マスクは、清浄な空気をパイプ、ホースなどにより作業者に供給する呼吸用保護具である。 ×

A 210 □□
空気呼吸器は、ボンベに充てんされた清浄空気を作業者に供給する自給式呼吸器である。 ○

A 211 □□
耳栓より耳覆い（イヤーマフ）のほうが遮音性は高いが、強烈な騒音の場合、両者の併用が有効である。 ○

A 212 □□
一般的に、防熱衣はアルミナイズドクロス製である。 ○

A 213 □□
保護クリームを使用したとしても、有害性の強い化学物質を直接素手で取り扱ってはならない。なお、保護クリームは、作業中に有害な物質が直接皮膚に付着しないようにする目的で使用する。 ×

A 214 □□
保護めがねは、飛散する粒子や薬品の飛沫などから眼を保護するものである。有害光線から眼を保護するものは遮光保護具である。 ×

A 215 □□
遮光保護具には、遮光度番号が定められており、作業の種類に応じて適切な遮光度番号のものを選択する。なお、遮光保護具は、溶接作業で目の障害を防ぐために使用する。 ○

第7章 特殊健康診断

★
Q 216
害□□
【R4】

有害物質による健康障害は、多くの場合、諸検査の異常などの他覚的所見より、自覚症状が先に出現するため、特殊健康診断では問診の重要性が高い。

★★
Q 217
害□□
【H28】

特殊健康診断では、対象とする特定の健康障害と類似の他の疾患との判別や異常所見の業務起因性についての判断が、一般健康診断よりも一層強く求められる。

★★
Q 218
害□□
【R3改】

特殊健康診断において有害物の体内摂取量を把握する検査として、トルエンについては、尿中の馬尿酸を測定する。

★★
Q 219
害□□
【R5改】

特殊健康診断において有害物の体内摂取量を把握する検査として、鉛については尿中のデルタアミノレブリン酸を測定する。

Q 220
害□□
【R4】

振動工具の取扱い業務に係る健康診断において、振動障害の有無を評価するためには、夏季における実施が適している。

★★
Q 221
害□□
【R4】

特殊健康診断における生物学的モニタリングによる検査は、有害物の体内摂取量や有害物による健康影響の程度を把握するための検査である。

★★
Q 222
害□□
【H28】

有害業務への配置替えの際に行う特殊健康診断には、業務適性の判断と、その後の業務の影響を調べるための基礎資料を得るという目的がある。

出題される内容は限定されているので、頻出の知識を正確に覚えてしまいましょう。

A 216 □□ 有害物質による健康障害の大部分のものは、他覚的所見が自覚症状に先行して現れるので、特殊健康診断では諸検査に重きがおかれている。 ×

A 217 □□ 特殊健康診断は、発見された疾病が業務起因性であるかどうかの判断をすることが一般健康診断よりも強く求められる。 ○

A 218 □□ トルエンについては、尿中の馬尿酸を測定する。 ○

A 219 □□ 鉛については尿中のデルタアミノレブリン酸を測定する。 ○

A 220 □□ 振動工具取扱者健康診断を１年に２回実施する場合、そのうち１回は冬季に行うとよいとされている。 ×

A 221 □□ 血液や尿、毛髪などを分析する生物学的モニタリングにより、有害物の体内摂取量や健康影響を把握することができる。 ○

A 222 □□ 有害業務への配置替えの際に行う特殊健康診断には、業務適性の判断と、その後の業務の影響を調べるための基礎資料を得るという目的がある。 ○

Q 223
害□□
【R5改】

特殊健康診断において有害物の体内摂取量を把握する検査として、スチレンについては、尿中のマンデル酸等の総量を測定する。

Q 224
害□□
【R4改】

特殊健康診断において有害物の体内摂取量を把握する検査として、ノルマルヘキサンについては、尿中の2,5-ヘキサンジオンの量を測定する。

A 223

スチレンについては、尿中のマンデル酸およびフェニルグリオキシル酸の総量を測定する。 ○

A 224

ノルマルヘキサンについては、尿中の2,5-ヘキサンジオンの量を測定する。 ○

POINTマスター

労働衛生 害

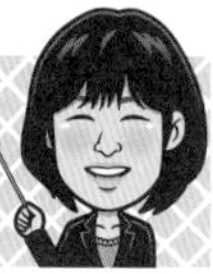

有害作業環境

27 有害物質と疾病

○空気中における有害物質の分類

分類		状態	性状	代表的物質
気体状物質	ガス	気体	常温・常圧（25℃、1気圧）で気体のもの	塩素、硫化水素、アンモニア、一酸化炭素、ホルムアルデヒド、二酸化硫黄、塩化ビニル など
	蒸気		常温・常圧（25℃、1気圧）で液体や固体の物質が揮発・昇華により気体となったもの	トルエン、トリクロロエチレン、硫酸ジメチル、アセトン、アクリロニトリル、水銀、ニッケルカルボニル、二硫化炭素、フェノール など
粒子状物質	ミスト	液体	空気中に浮遊する液体微粒子	クロム酸（ミスト）、シアン化合物を含む水溶液のミスト、硫酸（ミスト）、硝酸（ミスト） など
	粉じん	固体	固体物質に研磨など機械的な作用を加えて発生した空気中に浮遊する固体微粒子	石綿（アスベスト）、無水クロム酸、ジクロロベンジジン（ジクロルベンジジン）、オルトートリジン など
	ヒューム		気体（例：金属の蒸気）が凝固・化学変化を起こし発生した空気中に浮遊する固体微粒子	溶融金属から発生する金属ヒューム（酸化鉄、酸化鉛、酸化亜鉛など）

28 化学的要因と疾病

○じん肺

じん肺：肺に線維増殖性変化を起こす疾患。合併症：肺結核など
原因となる粉じんの種類に応じて呼び方が異なる。

じん肺の呼び方	粉じんの種類	特徴
けい肺	遊離けい酸	肺に線維増殖性変化をきたす作用が非常に強くけい肺結節が形成される
石綿肺（アスベスト肺）	石綿（アスベスト）	胸膜に肥厚や石灰化がみられ肺がんや中皮腫を発生させることがある
溶接工肺、鉄肺	鉄	鉄鉱採鉱や電気溶接作業等で発生
アルミニウム肺、アルミナ肺	アルミニウム	アルミニウム粉末製造業等で発生
炭素肺、黒鉛肺	炭素	炭坑の採炭、黒鉛精錬工場等で発生

○金属

金属	特徴	主な症状
鉛	骨に蓄積	貧血・伸筋麻痺、末梢神経障害・腹部疝痛など
金属水銀	脳に障害	手指の震え・精神障害など
カドミウム	気道から吸収、腎臓肝臓に蓄積	急性：上気道炎・肺炎 慢性：肺気腫・腎障害など
マンガン	脳に沈着	筋のこわばり・震え・歩行障害など
砒素（ヒ素）	口・気道から吸収	黒皮症・角化症・鼻中隔穿孔・皮膚がん・肺がんなど

○窒息性ガス

ガス	特徴	症状
一酸化炭素	無色・無臭の気体であり、吸入しても気づかないことが多い。血液中のヘモグロビンと強く結合する	●酸素欠乏状態による息切れ、頭痛などから始まり、虚脱や意識混濁がみられ、濃度や吸入時間によっては死に至る ●後遺症として、健忘やパーキンソン症状がみられる
シアン化水素	アーモンド臭のある無色の気体。肺や皮膚から吸収される	細胞内の酸素の利用の障害による呼吸困難や痙攣などがみられる
硫化水素	腐卵臭の気体	意識消失、呼吸麻痺などがみられる

○刺激性ガス

ガス	症状
塩素	咽頭痛などの粘膜刺激性症状のほか、高濃度では、肺水腫を生じることがある
二酸化硫黄（亜硫酸）	慢性中毒では、慢性気管支炎、歯牙酸蝕症などがみられる
二酸化窒素（硝酸）	慢性中毒では、歯牙酸蝕症、慢性気管支炎、胃腸障害などがみられる
弗化水素	高濃度では、肺炎、肺水腫を生じることがある。慢性中毒では、骨の硬化、斑状歯などがみられる

○有機溶剤

- ●性質：脂溶性、引火性、揮発性
- ●蒸気⇒空気より重い
- ●共通症状：中枢神経麻酔作用（めまい、物忘れ、不眠）、皮膚粘膜刺激作用（角化、亀裂、湿疹、結膜炎）

有機溶剤	主な特有症状
二硫化炭素	精神障害など
メタノール、酢酸メチル	視神経障害（視力低下など）
ベンゼン	白血病、再生不良性貧血
ノルマルヘキサン	末梢神経障害（多発性神経炎）

○職業がん

原因	主たるがん
ベンジジン	膀胱がん
ベンゼン	白血病
塩化ビニル（塩化ビニルモノマー）	肝血管肉腫
ビス（クロロメチル）エーテル	肺がん
クロム酸、重クロム酸	肺がん
石綿	肺がん、胸膜中皮腫
コールタール	肺がん、皮膚がん

物理的要因と疾病

29 物理的要因と疾病

○寒冷（低温）環境

凍瘡（しもやけ）	軽度な寒冷により発症
凍傷	0℃以下の寒冷による組織の凍結壊死
低体温症	体内温度低下（35℃以下）により生じるふるえ、意識消失、筋の硬直などの症状

○騒音環境

ヘルツ（Hz）　：音の高さ（周波数）を表す単位
デシベル（dB）：騒音レベルを表す単位

騒音の評価：等価騒音レベルを用いる
↓
単位時間当たりについて変動する騒音レベルをエネルギー的な平均値として表したもの

騒音性難聴：内耳にある蝸牛の有毛細胞が損傷を受けることで生じる。会話音域より高音域の4,000Hz（4kHz）付近から聴力の低下が始まるため、初期には気づかないことが多い。この聴力低下の型をC^5dip《ディップ》という。

○高圧環境

高圧状態		障　害
加圧時（潜降時）	不均等な加圧	スクイーズ（しめつけ障害：耳、鼻、肺）
減圧時	不均等な減圧	肺の過膨張および破裂、気胸
	減圧中（浮上中）および減圧後（浮上後）	減圧症：血液中の窒素がガスとなり発生し血管を閉塞→関節痛（ベンズ）、皮膚のかゆみ、呼吸困難（チョークス）

○非電離放射線

種類	特徴	主な疾病
紫外線	可視光線より波長が短い	電光性眼炎
赤外線	可視光線より波長が長い	白内障
マイクロ波	赤外線よりも波長が長い 照射部位の組織を加熱する	組織壊死、白内障
レーザー光線	単一波長の人工光線 指向性・集束性が強い	網膜火傷、網膜剥離

○電離放射線

- 身体的影響
  - 急性障害
    - 急性放射線症（悪心・嘔吐、中枢神経障害）
    - 皮膚障害
    - 生殖器障害
    - 造血器障害（白血球減少等）
  - 晩発障害
    - 白内障
    - 発がん、白血病
- 遺伝的影響
  - 遺伝子突然変異、染色体異常

確定的影響：急性放射線症（悪心・嘔吐、中枢神経障害）、皮膚障害、生殖器障害、造血器障害（白血球減少等）、白内障

確率的影響：発がん、白血病、遺伝子突然変異、染色体異常

作業環境管理

30 作業環境測定の評価と管理濃度

A測定	有害物質の平均的な濃度分布を知るための測定	第1評価値	単位作業場所の気中有害物質濃度の実現値を母集団として描いた分布図の高濃度側から面積で5％に相当する濃度の推定値
		第2評価値	単位作業場所の気中有害物質の算術平均濃度の推定値
B測定	発散源近接位置における有害物質の最高濃度を知るための測定		
管理濃度	作業環境測定結果から管理区分を決定するための指標		

31 A測定およびB測定実施時の評価と管理区分

B：B測定値　管：管理濃度　第1：第1評価値　第2：第2評価値
1：第1管理区分　2：第2管理区分　3：第3管理区分

		A測定		
		第1<管	第2≦管≦第1	第2>管
B測定	B<管	1	2	3
B測定	管≦B≦管×1.5	2	2	3
B測定	B>管×1.5	3	3	3

A測定の第2評価値が管理濃度を超えている場合
⇒B測定値にかかわらず第3管理区分

B測定値が管理濃度の1.5倍を超えている場合
⇒A測定値にかかわらず第3管理区分

局所排気装置

32 囲い式フード

<table>
<tr><th>性能</th><th>種類</th><th>図例</th><th colspan="2">特徴</th></tr>
<tr><td rowspan="4">高
↓
低</td><td>カバー型</td><td>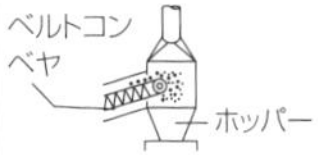</td><td colspan="2">発生源の周りをすべて囲んだもの</td></tr>
<tr><td>グローブボックス型</td><td>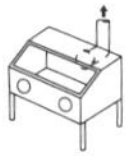</td><td colspan="2">両手を差し込んで作業をする孔以外が覆われた作業台</td></tr>
<tr><td>ドラフトチェンバ型</td><td>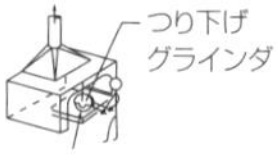</td><td rowspan="2">作業面以外の周囲が覆われているもの</td><td>開口部に手や工具を差し込み作業</td></tr>
<tr><td>建築ブース型</td><td>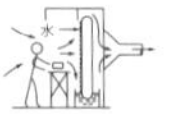</td><td>開口面開放</td></tr>
</table>

33 外付け式フード

側方吸引型・下方吸引型は上方吸引型より有効

	種類	図例	特徴
外付け式	外付け型（長方形、円形）（側方・上方吸引型）	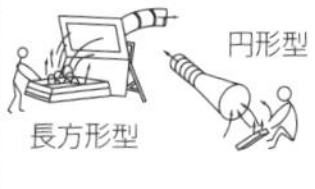	離れた位置から有害物質を吸引。気流の影響を受けやすい
	スロット型（側方吸引型）	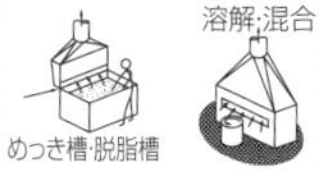	フード開口面が細く吸引風速が高い
	ルーバ型（側方吸引型）	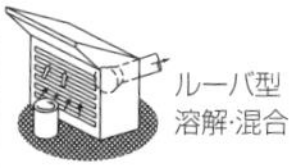	整流板により一定方向の気流が吸引しやすい
	グリッド型（下方吸引型）	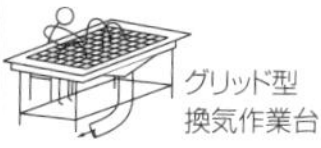	作業台そのものをフードとして利用
レシーバ式	キャノピ型（上方吸引型）	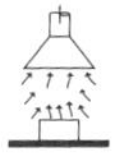	発生源の熱による上昇気流を利用し捕捉
	カバー型（グラインダ型）	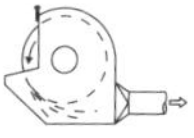	発生源からの飛散気流を利用し捕捉

34 ダクト、空気清浄装置、排風機（ファン）

ダクト	太：搬送速度不足→ダクト内に粉じんが堆積 細：圧力損失大 長：圧力損失大
空気清浄装置	除じん装置と排ガス処理装置に大別
排風機（ファン）	空気清浄装置で清浄化された後の空気を外に排出

労働衛生保護具

35 呼吸用保護具

<table>
<tr><th></th><th>防じんマスク</th><th>防毒マスク</th></tr>
<tr><td>共通</td><td colspan="2">●酸素濃度18%以上の場所で使用
●厚生労働大臣の登録を受けた者が行う型式の検定に合格したものを使用（型式検定合格標章付）
●面体と顔の間にタオルなどを当てるのは不可
●しめひもは後頭部で固定</td></tr>
<tr><td>対象</td><td>粒子状物質（粉じん、ミスト、ヒューム）</td><td>気体状物質（ガス、蒸気）</td></tr>
<tr><td>吸気抵抗</td><td colspan="2">防じんマスク　＜　防毒マスク</td></tr>
<tr><td>特徴</td><td>＜選択の条件＞
粉じん捕集効率が高い、吸気抵抗が少ない、重量が軽いなど</td><td>＜吸収缶＞<table><tr><td>有機ガス用</td><td>黒</td></tr><tr><td>一酸化炭素用</td><td>赤</td></tr><tr><td>硫化水素用</td><td>黄</td></tr></table>破過時間はガスの濃度に反比例</td></tr>
</table>

酸素濃度18%未満の場所、対象ガスの種類や濃度が不明な場合、高濃度の場合は送気マスクや自給式呼吸器を使用

36 その他労働衛生保護具

耳栓 耳覆い	騒音による聴力障害を防止するために使用 遮音効果→耳覆い＞耳栓 非常に強烈な騒音時→両者を併用
防熱衣（耐熱衣）・防熱面	熱から皮膚を保護 素材→アルミナイズドクロス製
保護クリーム	有害物質の皮膚付着防止。使用後洗浄
保護眼鏡・保護面	飛散粒子や薬品飛沫から眼を保護
遮光保護具	有害光線から眼を保護

防じんマスク
の一例

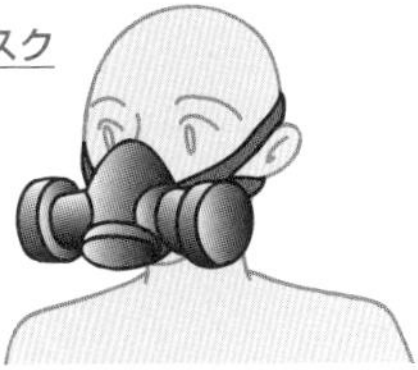

防毒マスク
の一例

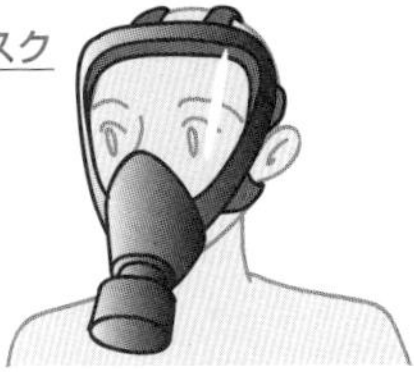

送気マスク
の一例

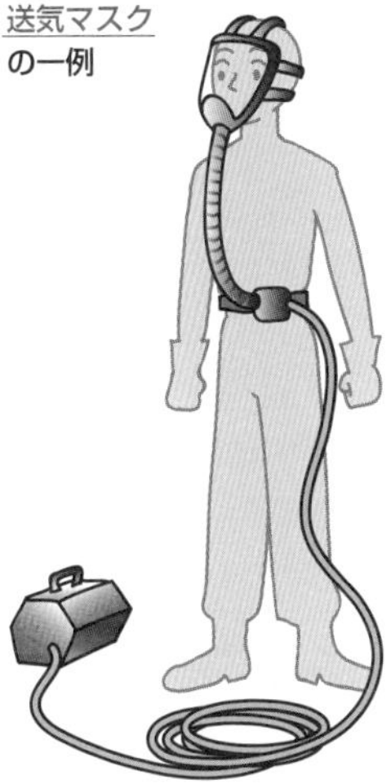

自給式呼吸器
の一例

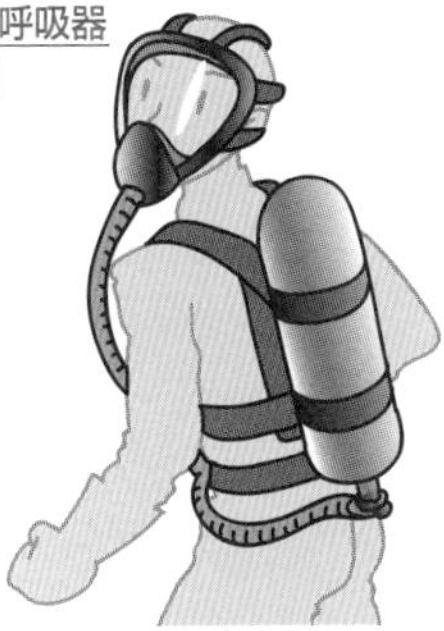

耳栓
の一例

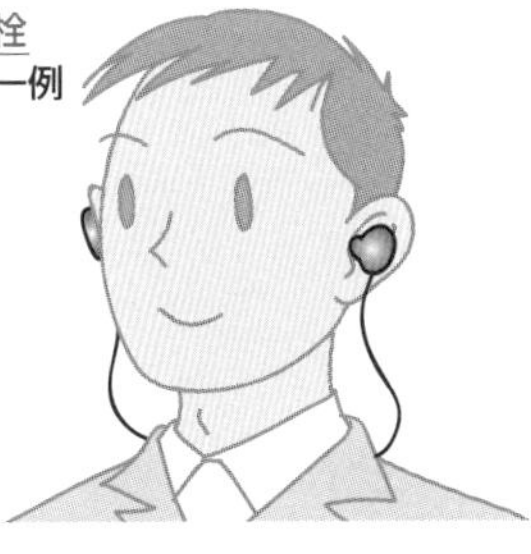

耳覆い
の一例

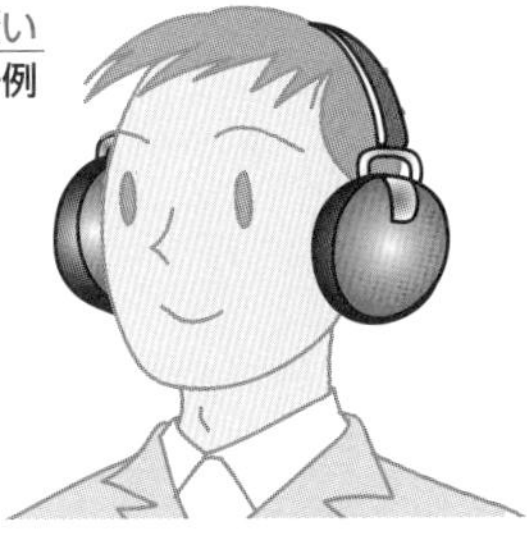

第1章 温熱環境

★
Q 225
□□
【R3】
相対湿度は、乾球温度と湿球温度によって求められる。

★★
Q 226
□□
【R5】
相対湿度とは、空気中の水蒸気圧とその温度における飽和水蒸気圧との比を百分率で示したものである。

★★
Q 227
□□
【R3】
実効温度は、人の温熱感に基礎を置いた指標で、気温、湿度及び気流の総合効果を温度目盛で表したものである。

★★
Q 228
□□
【H24】
至適温度は、作業中の温度感覚を表す指標として、作業に対応するエネルギー代謝率と職場の平均気温から求められ、感覚温度ともいわれる。

★★
Q 229
□□
【R4】
WBGTには、基準値が定められており、WBGT値がWBGT基準値を超えている場合は、熱中症にかかるリスクが高まっていると判断される。

★
Q 230
□□
【R4】
WBGT基準値は、身体に対する負荷が大きな作業の方が、負荷が小さな作業より小さな値となる。

★★
Q 231
□□
【R2改】
屋外で太陽照射のある場合のWBGTは、「0.7×自然湿球温度＋0.2×黒球温度＋0.1×乾球温度」の式で算出される。

作業環境を管理するうえで必要な知識です。第二種衛生管理試験対策として、確実に得点源にしましょう。

A 225 □□

相対湿度（湿度）は、乾球温度と湿球温度の差を用いて求めることができる。 ○

A 226 □□

相対湿度は、空気中の水蒸気圧とその温度における飽和水蒸気圧との比を百分率で示したものである。 ○

A 227 □□

実効温度は、気温、湿度、気流の３つの総合効果を１つの指標で表したものである。 ○

A 228 □□

至適温度は、暑からず、寒からずという温度感覚を伴う温度である。温度感覚を表す指標として用いられ、感覚温度ともいわれるのは、実効温度である。 ×

A 229 □□

算出したWBGTの値が、作業内容に応じて設定されたWBGT基準値を超え、または超えるおそれのある場合には、熱中症が発生するリスクが高まる。 ○

A 230 □□

WBGT基準値は、身体に対する負荷が大きな作業の方が、負荷が小さな作業より小さな値となる。 ○

A 231 □□

屋外で太陽照射のある場合、WBGTを求める式は、0.7×自然湿球温度＋0.2×黒球温度＋0.1×乾球温度となる。 ○

第2章 空気環境

★★
Q 232
□□
【H28改】

一般作業環境において機械換気を行う場合の必要換気量（m^3/h）を算出する計算式において、室内二酸化炭素基準濃度（%）として通常用いられる数値は、0.03である。

★
Q 233
□□
【R4】

人間の呼気の成分の中で、酸素の濃度は約16%、二酸化炭素の濃度は約４%である。

★
Q 234
□□
【R4】

新鮮な外気中の酸素濃度は約21%、二酸化炭素濃度は0.3～0.4%程度である。

★★
Q 235
□□
【H27改】

外気によって換気を行うとき、必要換気量は、室内にいる人が１時間に呼出する二酸化炭素量を、室内の二酸化炭素基準濃度で除して算出する。

★★
Q 236
□□
【R4改】

外気の二酸化炭素濃度を400ppm、外気と入れ換える空気量を600m^3/h、１人当たりの呼出二酸化炭素量を0.016m^3/hの事務室内において、空気を外気と入れ換えて二酸化炭素濃度を1,000ppm以下に保った状態で、在室することのできる最大の人数は、20人である。

★★
Q 237
□□
【R5改】

在室者１人が呼出する二酸化炭素量が0.02m^3/h、外気の二酸化炭素濃度が400ppmの場合、在室者が11人の事務室において、二酸化炭素濃度を1,000ppm以下に保つための必要換気量（m^3/h）は約370m^3/hである。

第二種衛生管理者試験では頻出です。計算問題も得点できるように練習しましょう。

A 232 □□ 必要換気量の算出にあたっては、普通、室内二酸化炭素基準濃度を0.1%とする。 ×

A 233 □□ 人間の呼気の成分の中で酸素の濃度は約16%、二酸化炭素の濃度は約4%である。 ○

A 234 □□ 新鮮な外気中の酸素濃度は約21%、二酸化炭素濃度は0.03～0.04%程度である。 ×

A 235 □□ 必要換気量は、室内にいる人が1時間に呼出する二酸化炭素量を室内の二酸化炭素基準濃度から外気の二酸化炭素濃度を差し引いた値で除して算出する。 ×

A 236 □□

$$600(m^3/h) = \frac{X \times 0.016(m^3/h)}{1000 - 400} \times 1{,}000{,}000$$ ×

$$X = 22.5$$

在室できることのできる最大の人数は、22人である。

A 237 □□

$$\frac{0.02(m^3/h) \times 11(人)}{1000 - 400} \times 1{,}000{,}000 = \frac{0.22}{600}$$ ○

$$= 366.66\cdots$$

第3章 視環境

★★
Q238
□□
【H26】

光源からの光を壁等に反射させて照明する方法を全般照明という。

★★
Q239
□□
【R3】

照度の単位はルクスで、1ルクスは光度1カンデラの光源から10m離れた所で、その光の光軸に垂角な1m^2の面が受ける明るさに相当する。

★★
Q240
□□
【H28】

前方から明かりをとるとき、目と光源を結ぶ線と視線とが作る角度は、30°以下になるようにする。

★
Q241
□□
【R4】

北向きの窓では、直射日光はほとんど入らないが一年中平均した明るさが得られる。

★★
Q242
□□
【H30】

作業室全体の照度は、作業面の局部照明による照度の10%未満になるようにする。

★★
Q243
□□
【R4】

部屋の彩色として、目の高さ以下は、まぶしさを防ぎ安定感を出すために濁色とし、目より上方の壁や天井は、明るい色を用いるとよい。

★★
Q244
□□
【H30】

室内の彩色で、明度を高くすると光の反射率が高くなることから照度を上げる効果があるが、彩度を高くしすぎると交感神経の緊張を招き、長時間にわたる場合は疲労が生じやすい。

第一種衛生管理者試験での出題はあまりありませんが、第二種衛生管理者試験では頻出です。数字を確実に覚えましょう。

A 238 □□

天井や壁に光を反射させることで作業面を照らす照明方法を間接照明という。 ×

A 239 □□

照度の単位はルクスで、1ルクスは光度1カンデラの光源から1m離れた所で、その光に垂角な$1m^2$の面が受ける明るさに相当する。 ×

A 240 □□

目と光源を結ぶ線と視線とが作る角度は、30°以上になるようにする。 ×

A 241 □□

北向きの窓では、直射日光はほとんど入らないが一年中平均した明るさが得られる。 ○

A 242 □□

全般照明（作業室全体を明るくする方法）の照度は、局部照明による照度の10%（10分の１）以上であることが望ましい。 ×

A 243 □□

目の高さ以下は、まぶしさを防ぎ安定感を出すため濁色とし、目の高さから上の壁・天井は、照度を上げるため明るい色とするとよい。 ○

A 244 □□

室内の彩色で、明度を高くすると光の反射率が高くなることから照度を上げる効果があるが、彩度を高くしすぎると交感神経の緊張を招き、長時間にわたる場合は疲労が生じやすい。 ○

第4章 生物化学的要因と疾病

★
Q 245
□□
【R5】

ボツリヌス菌は、缶詰、真空パック食品など酸素のない食品中で増殖して毒性の強い神経毒を産生し、筋肉の麻痺《ひ》症状を起こす。

★★
Q 246
□□
【H30改】

黄色ブドウ球菌は、病原性好塩菌ともいわれる。

★
Q 247
□□
【R3】

黄色ブドウ球菌による毒素は、熱に強い。

★
Q 248
□□
【R5】

腸炎ビブリオ菌は、熱に強い。

★★
Q 249
□□
【R4】

感染型食中毒は、食物に付着した細菌そのものの感染によって起こる食中毒で、黄色ブドウ球菌によるものがある。

★★
Q 250
□□
【R1】

毒素型食中毒は、食物に付着した細菌が増殖する際に産生した毒素によって起こる食中毒で、代表的なものとしてサルモネラ菌によるものがある。

★
Q 251
□□
【H23改】

腸炎ビブリオは毒素型の食中毒であり、潜伏期は、おおむね10〜20時間である。

いずれの試験においても頻出です。感染型食中毒と毒素型食中毒を区別できるようにしておきましょう。

A 245 □□
ボツリヌス菌は、酸素のない食品中で増殖し、ボツリヌストキシンという毒素を作る。ボツリヌストキシンは筋肉を麻痺させる神経毒で、致死率が高い。 ○

A 246 □□
病原性好塩菌ともいわれる食中毒の原因菌は、腸炎ビブリオである。 ×

A 247 □□
黄色ブドウ球菌による毒素は、熱に強い。 ○

A 248 □□
腸炎ビブリオ菌は、真水や熱に弱い。 ×

A 249 □□
感染型食中毒は細菌そのものによって起こる食中毒であり、代表的な細菌には、サルモネラ菌と腸炎ビブリオがある。 ×

A 250 □□
毒素型食中毒は細菌がつくり出す毒素によって起こる食中毒で、代表的な細菌は、黄色ブドウ球菌とボツリヌス菌である。 ×

A 251 □□
腸炎ビブリオは感染型の食中毒である。10～24時間の潜伏期ののち、激しい腹痛や下痢などの症状が現れる。 ×

★
Q 252
□□
【R4】

O-157は、腸管出血性大腸菌の一種で、加熱不足の食肉などから摂取され、潜伏期間は３～５日である。

★
Q 253
□□
【R1】

エンテロトキシンは、フグ毒の主成分で、手足のしびれや呼吸麻痺《ひ》を起こす。

★★
Q 254
□□
【H29改】

ノロウイルスは、手指、食品などを介して経口で感染し、腸管で増殖して、急性胃腸炎を起こすもので、夏季に集団食中毒として発生することが多い。

★★
Q 255
□□
【H29改】

ノロウイルスによる食中毒は、食品に付着したウイルスが食品中で増殖し、ウイルスが産生した毒素により発症する。

Q 256
□□
【H30】

魚、チーズなどに含まれるヒスチジンが細菌により分解されて生成するヒスタミンは、加熱により分解される。

Q 257
□□
【R3】

ウェルシュ菌、セレウス菌及びカンピロバクターは、いずれも細菌性食中毒の原因菌である。

Q 258
□□
【R5】

人間の抵抗力が低下した場合は、通常、多くの人には影響を及ぼさない病原体が病気を発症させることがあり、これを日和見感染という。

Q 259
□□
【R5】

感染源の人が咳《せき》やくしゃみをして、唾液などに混じった病原体が飛散することにより感染することを空気感染といい、インフルエンザや普通感冒の代表的な感染経路である。

A 252 □□ O-157は、ベロ毒素を産生する腸管出血性大腸菌の一種で、加熱不足の食肉などから摂取される。潜伏期間は3～5日である。 ○

A 253 □□ フグ毒の主成分はテトロドトキシンという。エンテロトキシンは黄色ブドウ球菌の毒素である。 ×

A 254 □□ ノロウイルスによる食中毒は、冬の季節に多発する。体内侵入後、腸内で増殖し、嘔吐、下痢、腹痛などの胃腸炎症状を起こす。 ×

A 255 □□ ノロウイルスによる食中毒は、食品に付着したウイルスが腸内で増殖することで発症する。毒素は産生しない。 ×

A 256 □□ ヒスタミンは、加熱によって分解されにくい。 ×

A 257 □□ ウェルシュ菌、セレウス菌、カンピロバクターは、いずれも細菌性食中毒の原因菌である。 ○

A 258 □□ 人間の抵抗力が低下した場合は、通常、多くの人には影響を及ぼさない病原体が病気を発症させることがあり、これを日和見感染という。 ○

A 259 □□ 微生物を含む飛沫の水分が蒸発して、乾燥した小粒子として長時間空気中に浮遊し、空調などを通じて感染することを空気感染という。設問は、飛沫感染の説明である。 ×

第5章 作業要因と疾病

★
Q 260 □□ 【R4】

虚血性心疾患発症の危険因子には、高血圧、喫煙、脂質異常症などがある。

★★
Q 261 □□ 【H31】

脳血管障害は、脳の血管の病変が原因で生じ、出血性病変、虚血性病変などに分類される。

★★
Q 262 □□ 【R5】

出血性の脳血管障害は、脳表面のくも膜下腔《くう》に出血するくも膜下出血、脳実質内に出血する脳出血などに分類される。

★★
Q 263 □□ 【R5】

虚血性の脳血管障害である脳梗塞は、脳血管自体の動脈硬化性病変による脳塞栓症と、心臓や動脈壁の血栓が剥がれて脳血管を閉塞する脳血栓症に分類される。

★★
Q 264 □□ 【R4】

虚血性心疾患は、門脈による心筋への血液の供給が不足したり途絶えることにより起こる心筋障害である。

★★
Q 265 □□ 【R5】

虚血性心疾患は、心筋の一部分に可逆的虚血が起こる狭心症と、不可逆的な心筋壊《え》死が起こる心筋梗塞とに大別される。

★★
Q 266 □□ 【R4】

狭心症の痛みの場所は、心筋梗塞とほぼ同じであるが、その発作が続く時間は、通常数分程度で、長くても15分以内におさまることが多い。

脳血管障害、虚血性心疾患は素直な問題が多く得点しやすい分野です。得点源としましょう。

A 260 □□ 虚血性心疾患発症の危険因子には、高血圧、喫煙、脂質異常症などがある。 ○

A 261 □□ 脳血管障害は、出血性病変、虚血性病変などに分類される。 ○

A 262 □□ 出血性の脳血管障害は、脳表面のくも膜下腔に出血するくも膜下出血、脳実質内に出血する脳出血などに分類される。 ○

A 263 □□ 脳梗塞は、脳血管自体の動脈硬化性病変による脳血栓症と、心臓や動脈壁の血栓が剥がれて脳血管を閉塞する脳塞栓症に分類される。 ×

A 264 □□ 虚血性心疾患は、冠状動脈（冠動脈）による心筋への血液の供給が不足したり途絶えることにより起こる心筋障害である。 ×

A 265 □□ 虚血性心疾患は、心筋の一部分に可逆的虚血が起こる狭心症と、不可逆的な心筋壊死が起こる心筋梗塞とに大別される。 ○

A 266 □□ 狭心症の痛みの場所は、心筋梗塞とほぼ同じであるが、その発作が続く時間は、通常数分程度（長くとも15分以内）におさまることが多い。 ○

第6章 救急蘇生法とは

★
Q 267
□□
【R1】
傷病者の肩を軽くたたきながら「大丈夫ですか？」と呼びかけて、反応がない場合は、その場で大声で叫んで周囲の注意を喚起し、応援を呼ぶ。

★
Q 268
□□
【R2】
傷病者に反応がある場合は、回復体位をとらせて安静にして、経過を観察する。

★
Q 269
□□
【H31】
周囲に協力者がいる場合は、119番通報やAED（自動体外式除細動器）の手配を依頼する。

★★
Q 270
□□
【R3】
口対口人工呼吸は、傷病者の鼻をつまみ、１回の吹き込みに３秒以上かけて傷病者の胸の盛り上がりが見える程度まで吹き込む。

★★
Q 271
□□
【R2】
胸骨圧迫は、胸が約５cm沈む強さで、１分間に100～120回のテンポで行う。

★★
Q 272
□□
【R2】
AED（自動体外式除細動器）を用いた場合、電気ショックを行った後や電気ショックは不要と判断されたときには、音声メッセージに従い、胸骨圧迫を再開し心肺蘇《そ》生を続ける。

Q 273
□□
【R1】
人工呼吸が可能な場合、心肺蘇《そ》生は、胸骨圧迫30回に人工呼吸２回を繰り返して行う。

同じような知識が繰り返し出題されます。数字を中心に丁寧に押さえ、確実に得点できるようにしましょう。

A 267 □□
傷病者の反応がない場合は、その場で大声で叫んで周囲の注意を喚起し、協力者を確保する。 ○

A 268 □□
傷病者に反応がある場合は、回復体位をとらせて安静にして、経過を観察する。 ○

A 269 □□
周囲に協力者がいる場合は、119番通報やAED（自動体外式除細動器）の手配を依頼する。 ○

A 270 □□
口対口人工呼吸は、傷病者の鼻をつまみ、1回の吹き込みに約1秒かけて傷病者の胸の盛り上がりが見える程度まで吹き込む。 ×

A 271 □□
胸骨圧迫は、胸が約5cm沈む強さで、1分間に100～120回のテンポで行う。 ○

A 272 □□
AEDを用いた場合、電気ショックを行った後や電気ショックは不要とメッセージがあったときには、音声メッセージに従い、胸骨圧迫を再開し心肺蘇生を続ける。 ○

A 273 □□
人工呼吸が可能な場合、心肺蘇生は、胸骨圧迫30回に人工呼吸2回を繰り返して行う。 ○

第7章 さまざまな応急手当

★★
Q 274
□□
【R1】

体内の全血液量は、体重の約８％で、その約３分の１を短時間に失うと生命が危険な状態となる。

★★
Q 275
□□
【R1】

静脈性出血は、傷口からゆっくり持続的に湧き出るような出血で、通常、直接圧迫法で止血する。

Q 276
□□
【R3】

毛細血管性出血は、浅い切り傷のときにみられ、傷口からゆっくり持続的に湧き出るような出血である。

★★
Q 277
□□
【R3改】

止血法には、直接圧迫法、間接圧迫法などがあるが、一般人が行う応急手当としては間接圧迫法が推奨されている。

★★
Q 278
□□
【H29】

間接圧迫法は、出血部より心臓に近い部位の動脈を圧迫する方法である。

★
Q 279
□□
【H31】

止血を行うときは、処置者の感染防止のため、ビニール手袋を着用したりビニール袋を活用したりして、受傷者の血液に直接触れないようにする。

処置法ごとの1問として出題されます。基本的に毎回出題されています。範囲も狭く、素直な問題が多いので確実に得点源にしましょう。

A 274 □□
体内の全血液量は、体重の約8%程度（13分の1）で、その約3分の1を短時間に失うと生命が危険な状態となる。 ○

A 275 □□
静脈性出血は、傷口からゆっくり持続的に湧き出るような出血で、通常、直接圧迫法で止血する。なお、直接圧迫法は、出血部にガーゼなどを当てて直接圧迫して止血する方法である。 ○

A 276 □□
毛細血管性出血は、擦り傷のときにみられ、末梢組織などから少しずつにじみ出るような出血である。出血量は少ない。 ×

A 277 □□
止血法には、直接圧迫法、間接圧迫法などがある。このうち、応急手当としては直接圧迫法が推奨されている。 ×

A 278 □□
間接圧迫法は、出血部より心臓に近い部位の動脈を指で強く圧迫して止血する方法である。 ○

A 279 □□
止血処置を行うときは、受傷者の血液による処置者への感染防止のため、ビニール手袋を着用したりビニール袋を活用したりして、血液に直接触れないようにする。 ○

★ **Q280** □□【H29】

45℃程度の熱源への長時間接触による低温熱傷は、一見、軽症にみえても熱傷深度は深く難治性の場合が多い。

★ **Q281** □□【H28】

熱傷は、Ⅰ～Ⅲ度に分類され、Ⅰ度は水疱《ほう》ができる程度のもので、強い痛みと灼《しゃく》熱感を伴う。

★ **Q282** □□【H28】

水疱ができたときは、周囲に広がらないように破って清潔なガーゼや布で軽く覆う。

★ **Q283** □□【H28】

化学薬品がかかった場合は、直ちに中和剤により中和した後、水で洗浄する。

★ **Q284** □□【H29】

熱傷面は、すぐに水をかけて十分冷やすことが応急手当のポイントであるが、熱傷の範囲が広い場合、全体を冷却し続けることは低体温となるおそれがあるので注意が必要である。

★ **Q285** □□【H27】

単純骨折とは、骨にひびが入った状態のことをいう。

★ **Q286** □□【H28】

複雑骨折とは、骨が多数の骨片に破砕された状態をいう。

A 280 □□

低温熱傷は、一見、軽症にみえても熱傷深度は深く難治性の場合が多い。なお、45℃程度の低温熱源への長時間接触で組織が破壊される。 ○

A 281 □□

水疱ができる程度の熱傷は、Ⅱ度に分類される。 ×

A 282 □□

水疱は、細菌の感染を防ぐため破ってはならない。 ×

A 283 □□

化学薬品がかかった場合の処置は、水で薬品を洗い流す。中和剤を用いることはない。 ×

A 284 □□

広範囲の熱傷を冷やす場合は、体温が低下し過ぎないよう注意する。 ○

A 285 □□

単純骨折とは、皮膚の下で骨が折れ、皮膚には損傷がないものをいう。 ×

A 286 □□

複雑骨折とは、開放骨折のことをいい、皮膚および皮下組織の損傷を伴い、感染が起こりやすい。 ×

★
Q 287 □□ 【H30】

骨にひびの入った状態を不完全骨折といい、骨が完全に折れている状態を完全骨折という。

★
Q 288 □□ 【H27】

完全骨折では、骨折端どうしが擦れ合う軋轢《あつれき》音、変形などが認められる。

Q 289 □□ 【H28】

骨折が疑われる部位は、よく動かしてその程度を判断する必要がある。

★
Q 290 □□ 【H28】

骨折部の固定のため副子を手や足に当てるときは、その先端が手先や足先から出ないようにする。

★
Q 291 □□ 【H27】

脊髄損傷が疑われる場合は、負傷者を硬い板の上に乗せて搬送してはならない。

A 287 □□

骨にひびの入った状態を不完全骨折といい、骨が完全に折れている状態を完全骨折という。 ○

A 288 □□

骨が完全に折れている状態である。完全骨折では、骨折端どうしが擦れ合う軋轢音、変形などが認められる。 ○

A 289 □□

骨折部には、変形や異常な動き、摩擦音が認められることがあるが、骨折が疑われる場合、その部位は動かしてはならない。 ×

A 290 □□

副子で固定するときは、手先や足先が副子の先端から出ないよう、十分な長さの副子を用いる。 ×

A 291 □□

脊髄損傷が疑われる場合は、傷病者を硬い板の上に乗せて搬送する。 ×

第8章 労働衛生教育・統計

Q292
□□
【H22】

講義法は、一度に多くの内容を大勢の学習者に確実に伝達することができるが、指導者と学習者との間に人間的な触れ合いが全くできない方法であり、学習者の反応を見ながら学習指導を展開することはできない。

Q293
□□
【H22】

討議法は、学習者が積極的に学習活動に参加でき、相互の発言により思考を深めることができる方法であるが、全員が討議に参加できるよう配慮が必要で、進行が逸脱したり、時間の浪費を招く場合もある。

★
Q294
□□
【H30】

健康管理統計において、ある時点での検査における有所見者の出現割合を有所見率といい、一定期間に有所見とされた者の割合を発生率としている。

★★
Q295
□□
【R5】

生体から得られたある指標が正規分布である場合、そのばらつきの程度は、平均値及び中央値によって表される。

★★
Q296
□□
【R5】

ある事象と健康事象との間に、統計上、一方が多いと他方も多いというような相関関係が認められたとしても、それらの間に因果関係があるとは限らない。

★★
Q297
□□
【R5】

集団を比較する場合、調査の対象とした項目のデータの平均値が等しくても分散が異なっていれば、異なった特徴をもつ集団であると評価される。

労働衛生教育に関する出題は近年の公表問題ではあまりありません。統計に関しては用語を押さえるとともに、計算ができるよう練習しましょう。

A 292 □□
講義法は、一度に多くの内容を大勢に伝えることができるとともに、指導者と学習者の間に人間的な触れ合いもでき、また、学習者の反応に応じて指導を展開することができる。 ×

A 293 □□
討議法は、学習者相互の思考を深めることができることが長所である一方、特定の意見に引きずられたり、時間がかかりやすいという短所がある。 ○

A 294 □□
有所見率は、ある時点での検査における有所見者の割合、発生率は、一定期間に有所見が発生した人の割合である。 ○

A 295 □□
生体から得られたある指標が正規分布という型をとって分布する場合、そのばらつきの程度は、分散や標準偏差によって表される。 ×

A 296 □□
ある事象と健康事象との間に、統計上、相関が認められる場合であっても、それらの間には因果関係があるとは限らない。 ○

A 297 □□
集団を比較する場合、平均値が同じであっても、分散が異なる場合、異なった特徴をもつ集団であると評価される。 ○

★

Q 298 □□ 【R5】

健康診断において、対象人数、受診者数などのデータを計数データといい、身長、体重などのデータを計量データという。

Q 299 □□ 【H26】

労働衛生管理では、種々の検査において、正常者を有所見者と判定する率が低くなるようにスクリーニングレベルが高く設定されるため、有所見の判定の適中率が低い統計データとなる。

Q 300 □□ 【H24改】

病休強度率は、疾病休業延日数を在籍労働者の延実労働時間数で割り、1,000を掛けて求める。

Q 301 □□ 【H27改】

疾病休業日数率は、疾病休業延日数を在籍労働者の延所定労働日数で割り、100を掛けて求める。

Q 302 □□ 【H28改】

在籍労働者数が60人の事業場において、在籍労働者の年間の延べ所定労働日数が14,400日、延べ実労働時間数が101,300時間であり、同期間の疾病休業件数が23件、疾病休業延べ日数が240日であるときの疾病休業日数率の概算値は、1.67である。

Q 303 □□ 【H28改】

在籍労働者数が60人の事業場において、在籍労働者の年間の延べ所定労働日数が14,400日、延べ実労働時間数が101,300時間であり、同期間の疾病休業件数が23件、疾病休業延べ日数が240日であるときの病休件数年千人率の概算値は、383である。

A 298 □□

健康診断において、対象人数、受診者数などのデータを計数データといい、身長、体重などのデータを計量データという。 ○

A 299 □□

労働衛生管理では、種々の検査において、正常者を有所見者と判定する率が高くなるようにスクリーニングレベルが低く設定されるため、有所見の判定の適中率が低い統計データとなる。 ×

A 300 □□

病休強度率は、疾病休業延べ日数を在籍労働者の延べ実労働時間数で割り、1,000を掛けて求める。 ○

A 301 □□

疾病休業日数率は、疾病休業延べ日数を在籍労働者の延べ所定労働日数で割り、100を掛けて求める。 ○

A 302 □□

$$\frac{240}{14,400} \times 100 = 1.666\cdots$$

$$\fallingdotseq 1.67$$

○

A 303 □□

$$\frac{23}{60} \times 1,000 = 383.3\cdots$$

$$\fallingdotseq 383$$

○

第9章 一般作業環境と作業管理

Q 304
□□
【R4改】

「労働安全衛生マネジメントシステムに関する指針」において、事業者は、このシステムに従って行う措置が適切に実施されているかどうかについて調査及び評価を行うため、外部の機関による監査を受けなければならない。

★★
Q 305
□□
【R4改】

「職場における腰痛予防対策指針」に基づく腰痛予防対策では、腰部保護ベルトは、重量物取扱い作業に従事する労働者全員に使用させるようにするとされている。

★★
Q 306
□□
【R4改】

「職場における腰痛予防対策指針」に基づく、重量物取扱い作業などにおける腰痛予防対策では、満18歳以上の男性労働者が人力のみで取り扱う物の重量は、体重のおおむね50%以下となるようにするとされている。

★★
Q 307
□□
【R4改】

「職場における腰痛予防対策指針」に基づく腰痛予防対策では、重量物取扱い作業の場合、満18歳以上の女性労働者が人力のみにより取り扱う物の重量は、男性が取り扱うことのできる重量の60%位までとする。

Q 308
□□
【R2改】

「職場における腰痛予防対策指針」に基づく、重量物取扱い作業などにおける腰痛予防対策では、腰掛け作業の場合の作業姿勢は、椅子に深く腰を掛けて、背もたれで体幹を支え、履物の足裏全体が床に接する姿勢を基本とするとされている。

3管理の中でも作業管理は細かく問われる傾向があります。腰痛予防対策は近年頻出ですので、丁寧に押さえましょう。

A 304 □□

事業者は、このシステムに従って行う措置が適切に実施されているかどうかについて、安全衛生計画の期間を考慮して自ら調査および評価を行う。 ×

A 305 □□

「職場における腰痛予防対策指針」では、必要に応じて腰部保護ベルトの使用を考えるとされている。 ×

A 306 □□

「職場における腰痛予防対策指針」では、満18歳以上の男子労働者が人力のみで取り扱う物の重量は、体重のおおむね40%以下となるようにするとされている。 ×

A 307 □□

重量物取扱い作業の場合、満18歳以上の女子労働者が人力のみにより取り扱う物の重量は、男性が取り扱うことのできる重量の60%位までとする。 ○

A 308 □□

「職場における腰痛予防対策指針」では、腰掛け作業の場合の作業姿勢は、椅子に深く腰を掛けて、背もたれで体幹を支え、履物の足裏全体が床に接する姿勢を基本とするとされている。 ○

★★
Q309
□□
【H27改】
「情報機器作業における労働衛生管理のためのガイドライン」では、反射防止型ディスプレイを選択するとともに、直接照明の照明器具を用いてグレアを防ぐようにするとされている。

★★
Q310
□□
【H29改】
「情報機器作業における労働衛生管理のためのガイドライン」では、一連続作業時間が1時間を超えないようにし、次の連続作業までの間に5分間の作業休止時間を設け、かつ、一連続作業時間内において1～2回程度の小休止を設けるようにするとされている。

★★
Q311
□□
【R3改】
「情報機器作業における労働衛生管理のためのガイドライン」では、書類上及びキーボード上における照度は、300ルクス以上になるようにするとされている。

★★
Q312
□□
【R3改】
「情報機器作業における労働衛生管理のためのガイドライン」によると、ディスプレイ画面の位置、前後の傾き、左右の向き等を調整してグレアを防止していることは適切である。

★★
Q313
□□
【R3改】
「情報機器作業における労働衛生管理のためのガイドライン」によると、ディスプレイは、おおむね30cm以内の視距離が確保できるようにし、画面の上端を眼の高さよりもやや上になるように設置していることは適切である。

A 309 □□

反射防止型ディスプレイを選択するとともに、間接照明の照明器具を用いてグレアを防ぐようにするとされている。 ×

A 310 □□

一連続作業時間は1時間を超えないようにし、次の連続作業までの間に10～15分程度の作業休止時間を設け、かつ、一連続作業時間内において1～2回程度の小休止を設けるようにする。 ×

A 311 □□

書類やキーボード上の照度は、300ルクス以上とする。 ○

A 312 □□

ディスプレイを置く位置を工夫して、グレアが生じないようにする必要がある。 ○

A 313 □□

ディスプレイまでの視距離はおおむね40cm以上とし、画面の上端は、眼の高さとほぼ同じか、やや下の位置になるようにする。 ×

第10章 健康管理

Q 314
□□
【R2改】

日本人のメタボリックシンドローム診断基準で、腹部肥満（皮下脂肪の蓄積）とされるのは、腹囲が男性では90cm以上、女性では85cm以上の場合である。

★★
Q 315
□□
【R4改】

「職場における腰痛予防対策指針」では、重量物取扱い作業に常時従事する労働者に対しては、当該作業に配置する際及びその後１年以内ごとに１回、定期に、医師による腰痛の健康診断を行う。

★
Q 316
□□
【H26改】

「職場における腰痛予防対策指針」に基づき、腰部に著しい負担のかかる作業に常時従事する労働者に対して当該作業に配置する際に行う健康診断の項目として、上肢のエックス線検査がある。

★
Q 317
□□
【H31改】

「情報機器作業における労働衛生管理のためのガイドライン」に基づく、情報機器作業健康診断では、原則として、視力検査、上肢及び下肢の運動機能検査などを行う。

★★
Q 318
□□
【R3改】

「情報機器作業における労働衛生管理のためのガイドライン」では、１日の情報機器作業の作業時間が４時間未満である労働者については、自覚症状を訴える者についてのみ、情報機器作業に係る定期健康診断の対象としている。

腰痛健康診断について、検査項目を押さえましょう。

A 314 □□

日本人のメタボリックシンドローム診断基準で、腹部肥満（内臓脂肪の蓄積）とされるのは、腹囲が男性では85cm以上、女性では90cm以上の場合である。 ×

A 315 □□

重量物取扱い作業に常時従事する労働者に対しては、当該作業に配置する際およびその後6カ月以内ごとに1回、定期に、腰痛の健康診断を実施するとされている。 ×

A 316 □□

「職場における腰痛予防対策指針」において定められている配置前の健康診断項目に「上肢のエックス線検査」は定められていない。 ×

A 317 □□

情報機器作業健康診断では、原則として、視力検査、上肢の運動機能検査などを行うとされている。下肢の運動機能検査は検査項目として定められていない。 ×

A 318 □□

1日の情報機器作業の作業時間が4時間未満である労働者については、自覚症状を訴える者についてのみ、情報機器作業に係る定期健康診断の対象としている。 ○

第11章 健康の保持増進対策

★

Q 319

□□

【R5】

「事業場における労働者の健康保持増進のための指針」では、健康測定とは、健康指導を行うために実施される調査、測定等のことをいい、疾病の早期発見に重点をおいた健康診断の各項目の結果を健康測定に活用することはできないとされている。

★★

Q 320

□□

【R5改】

「労働者の心の健康の保持増進のための指針」に基づくメンタルヘルス対策では、「セルフケア」、「家族によるケア」、「ラインによるケア」及び「事業場外資源によるケア」の四つのケアを効果的に推進するとされている。

★★

Q 321

□□

【R5改】

「労働者の心の健康の保持増進のための指針」では、「セルフケア」とは、労働者自身がストレスや心の健康について理解し、自らのストレスを予防、軽減する、又はこれに対処することである。

★★

Q 322

□□

【R3改】

「労働者の心の健康の保持増進のための指針」では、心の健康づくり計画の実施に当たっては、メンタルヘルス不調を早期に発見する「一次予防」、適切な措置を行う「二次予防」及びメンタルヘルス不調となった労働者の職場復帰支援を行う「三次予防」が円滑に行われるようにする必要があるとされている。

A 323
□□
喫煙専用室の出入口における室外から室内に流入する空気の気流について、6カ月以内ごとに1回、定期に測定することは、定められていない。 ×

A 324
□□
喫煙専用室の出入口において、室外から室内に流入する空気の気流が、0.2m/s以上であることが定められている。 ○

POINTマスター 労働衛生

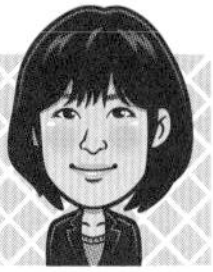

温熱環境

37 温熱環境

○温度感覚と実効温度

温度感覚
暑さ寒さを感じること ４つの温熱要素 ① 気温 ② 湿度 ③ 気流 ④ 輻射熱（放射熱）

→ ３つの要素（①気温、②湿度、③気流）→ 温度感覚の指標：実効温度（感覚温度）

○温熱要素と測定器具

気温	アスマン通風乾湿計（乾球温度＋湿球温度）
湿度	アスマン通風乾湿計（乾球温度＋湿球温度）
気流	熱線風速計
輻射熱	黒球寒暖計

○至適温度

最適と感じられる温度

夏、デスクワーク→高い

冬、筋肉作業　　→低い

空気環境

38 空気環境

○酸素と二酸化炭素濃度

	酸素	二酸化炭素
空気中	約21%	0.03〜0.04%
呼気中	16%	4%

○必要換気量

作業場内で1時間に衛生上入れ換える必要のある空気量

$$\text{必要換気量}[m^3/h]=\frac{\text{室内にいる者が1時間に呼出する二酸化炭素量}[m^3/h]}{\text{室内二酸化炭素基準濃度}-\text{外気の二酸化炭素濃度}}$$

- 室内二酸化炭素基準濃度：0.1%＝1,000ppm
- 外気の二酸化炭素濃度：0.03〜0.04%＝300〜400ppm

視環境

39 視環境

○照明

全般照明	作業場全体を明るく。一般的な作業場で使用
局部照明	作業面を明るく。手元を特に明るくする作業で使用

直接照明	作業面に直接光を当てる
間接照明	天井や壁に反射させた光を作業面に当てる

○光の方向

前方から明かりをとる場合

↓

眼と光源を結ぶ線と視線とがつくる角度が少なくとも30°以上であること

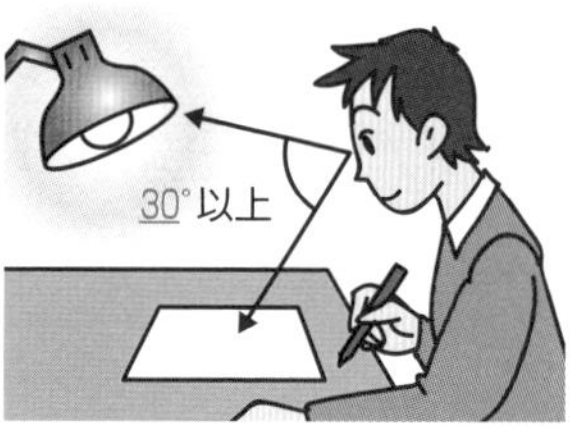

○彩色

眼高より	上方	壁、天井⇒明るい色（照明効果をよくする） 照明　　⇒白色光
	下方	壁　　　⇒濁色（まぶしさを防ぐ。汚れが目立たない。安定感が出る）

生物化学的要因と疾病

40 細菌性食中毒

	感染型（細菌自体の感染による）		毒素型（細菌が作る毒素による）	
原因菌	サルモネラ菌	腸炎ビブリオ（病原性好塩菌）	黄色ブドウ球菌 毒素：エンテロトキシン	ボツリヌス菌 毒素：ボツリヌストキシン
特徴	原因→汚染食肉・卵	原因→海産生鮮魚介類	症状→嘔吐、腹痛、下痢	毒素→神経毒 致死率→高

41 ノロウイルス

原因	食品に付着したウイルスが腸内で増殖することで発症
潜伏期間	1～2日間
発症時期	冬季
症状	吐き気、嘔吐、下痢が主症状
失活化	煮沸消毒、塩素系の消毒剤を用いる

作業要因と疾病

42 脳血管障害の分類

虚血性	脳梗塞	脳血栓症	脳血管自体の血栓や動脈硬化が脳血管を狭める（動脈硬化性病変）
		脳塞栓症	心臓等からはがれて流れてきた血栓等が脳血管をふさぐ
出血性	くも膜下出血		くも膜下腔の出血
	脳出血		脳実質（脳自体）の出血

43 虚血性心疾患の分類

狭心症	冠状動脈が狭くなり、一時的に血流が低下（可逆的虚血）
心筋梗塞	冠状動脈がふさがり、完全に血流が途絶え、心筋が壊死

救急蘇生法とは

44 一次救命処置

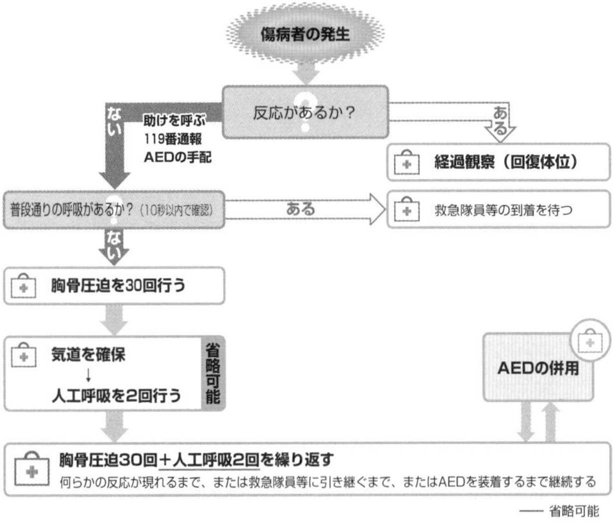

さまざまな応急手当

45 止血法

直接圧迫法

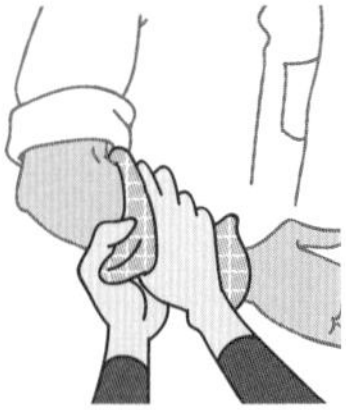

出血部にガーゼなどを当てて直接圧迫して止血する。

間接圧迫法

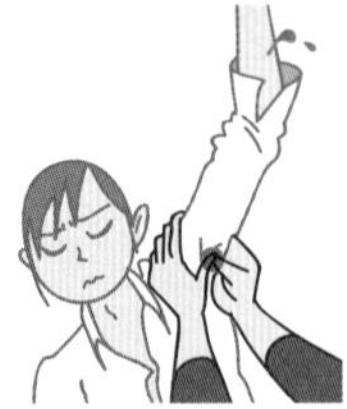

出血部よりも心臓に近い部位の動脈を指で強く圧迫して止血する。

止血帯法

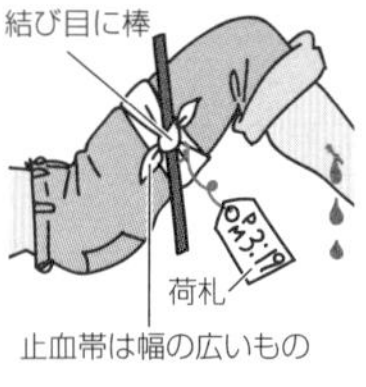

出血部よりも心臓に近い部位の動脈を止血帯で縛って血流を遮断する。

46 熱傷

重症度		
軽 ↓ 重	Ⅰ	皮膚は赤く、ヒリヒリと痛む状態
	Ⅱ	水疱が形成され、灼熱感を伴う状態
	Ⅲ	皮膚は白っぽく、ただれ、剥離した状態
処置	早急に患部を水で冷やす、水疱→破らない 薬品熱傷→水道水で薬品を洗い流しながら冷やす	

47 骨折

分類	傷害の程度	完全骨折	骨が完全に折れているもの
		不完全骨折	骨折端が一部接続（ひびが入った状態）
	皮膚の損傷	単純骨折	皮下で骨折し皮膚に損傷なし
		複雑骨折	骨折した骨が外に出て皮膚や皮下組織などに損傷あり
処置			骨折部位は動かさず、副子で固定。 副子は関節を越える長さ

労働衛生教育・統計

48 有所見率と発生率

有所見率	ある時点における検査で異常が認められた者（有所見者）の割合
発生率	一定期間に有所見が発生した人の割合

49 休業状況調に必要な率

○病休度数率

在籍労働者の延べ実労働時間100万時間当たりに何件の疾病休業があったかを示す

$$\frac{\text{疾病休業件数}}{\text{在籍労働者の延べ実労働時間数}} \times \text{100万}$$

○病休強度率

在籍労働者の延べ実労働時間1,000時間当たりに何日の疾病休業があったかを示す

$$\frac{\text{疾病休業延べ日数}}{\text{在籍労働者の延べ実労働時間数}} \times 1{,}000$$

○病休件数年千人率

在籍労働者1,000人当たりに何件の疾病休業があったかを示す

$$\frac{\text{疾病休業件数}}{\text{在籍労働者数}} \times 1{,}000$$

○疾病休業日数率

在籍労働者の延べ所定労働日数当たりに何日の疾病休業があったかを示す

$$\frac{\text{疾病休業延べ日数}}{\text{在籍労働者の延べ所定労働日数}} \times 100$$

一般作業環境と作業管理

50 情報機器作業の作業管理と健康管理

管理	作業	照度		書類・キーボード面⇒300ルクス以上
		画面	位置	上端⇒目の位置と同じかやや下 視距離⇒おおむね40ｃm以上
			文字	大きさ⇒おおむね3mm以上
		作業時間・休憩時間		一連続作業時間⇒1時間以内 作業休止時間⇒次の連続作業までの間に10～15分 小休止⇒一連続作業時間内に1～2回
	健康	自覚症状が先行するため重視 一般定期健康診断と一緒に実施可		

健康の保持増進対策

51 メンタルヘルスケアの具体的進め方

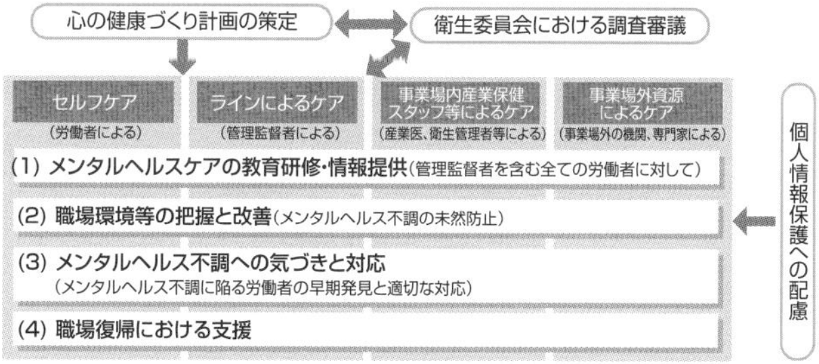

★
Q 325
害□□
【H30改】

常時800人の労働者を使用し、そのうち、深夜業を含む業務に550人、多量の高熱物体を取り扱う業務に100人、特定化学物質のうち第三類物質を製造する業務に60人が従事する製造業の事業場において、総括安全衛生管理者を選任しなければならない。

★
Q 326
害□□
【R3改】

常時250人の労働者を使用し、そのうち多量の低温物体を取り扱う業務に常時50人が従事する運送業の事業場において、衛生管理者のうち少なくとも1人を専任の衛生管理者としなければならない。

★★
Q 327
害□□
【H30改】

常時800人の労働者を使用し、そのうち、多量の高熱物体を取り扱う業務に100人が従事する製造業の事業場において、衛生管理者のうち1人を、衛生工学衛生管理者免許を受けた者のうちから選任しなければならない。

★★
Q 328
害□□
【H29改】

常時使用する労働者数は600人であり、このうち、多量の低温物体を取り扱う業務に40人が常時従事している事業場において、衛生工学衛生管理者免許を有する者のうちから選任した衛生管理者が1人もいないことは法令違反である。

法令の中心となる分野です。規定内容を覚える基礎力に加え、設問の具体例に応じて解答を導いていく応用力が必要となります。

A 325 □□

常時使用する労働者数が300人以上の製造業の事業場においては、総括安全衛生管理者を選任しなければならない。 ○

A 326 □□

常時使用する労働者数が500人を超え、かつ多量の低温物体を取り扱う業務に常時30人以上の労働者を従事させる場合は、選任する衛生管理者のうち少なくとも1人を専任としなければならない。本問では、常時使用する労働者数が250人のため、専任の衛生管理者とする必要はない。 ×

A 327 □□

常時使用する労働者数が500人を超え、かつ多量の高熱物体を取り扱う業務に常時30人以上の労働者を従事させる場合、衛生管理者のうち1人を衛生工学衛生管理者免許を受けた者のうちから選任しなければならない。 ○

A 328 □□

多量の低温物体を取り扱う業務は、衛生工学衛生管理者免許を有する者のうちから、衛生管理者を選ばなければならない有害業務に当たらない。したがって、法令違反とならない。 ×

★★
Q 329
害□□
【H30改】

常時800人の労働者を使用し、そのうち、深夜業を含む業務に550人が従事する製造業の事業場において、産業医は、この事業場に専属の者ではないが、産業医としての法定の要件を満たしている医師のうちから選任することができる。ただし、産業医の選任の特例はないものとする。

★
Q 330
害□□
【R4】

常時3,300人の労働者を使用する事業場では、２人以上の産業医を選任しなければならない。

★
Q 331
害□□
【R4改】

常時600人の労働者を使用し、そのうち、特定化学物質のうち第三類物質を製造する業務に20人が従事する製造業の事業場において、特定化学物質作業主任者を選任しなければならない。ただし、試験研究の業務はないものとする。

★★
Q 332
害□□
【H29改】

酒類を入れたことのある醸造槽の内部における作業を行うとき、法令上、作業主任者を選任しなければならない。

★
Q 333
害□□
【R5改】

セメント製造工程においてセメントを袋詰めする作業を行うとき、法令上、作業主任者を選任しなければならない。

郵 便 は が き

料金受取人払郵便

新宿北局承認

2693

差出有効期間
2024年11月
30日まで

切手を貼らずにこのままポストへお入れください。

１６９-８７３４

(受取人)
東京都新宿北郵便局
郵便私書箱第2007号
(東京都渋谷区代々木1－11－1)

U-CAN 学び出版部

愛読者係　行

愛読者カード

'23～'24年版 ユーキャンの第１種 第２種衛生管理者 これだけ！一問一答&要点まとめ

ご購読ありがとうございます。読者の皆さまのご意見、ご要望等を今後の企画・編集の参考にしたいと考えております。お手数ですが、下記の質問にお答えいただきますようお願いします。

1．本書を何でお知りになりましたか？
a.書店で　　b.インターネットで　　c.知人・友人から
d.新聞広告（新聞名：　　　　　　）　e.雑誌広告（雑誌名：　　　　　　）
f.書店内ポスターで　　g.その他（　　　　　　　　　　）

2．多くの類書の中から本書を購入された理由は何ですか？
（　　　　　　　　　　　　　　　　　　　　　　　　）

うら面へ続きます

3．本書の内容について

①わかりやすさ　(a.良い　b.ふつう　c.悪い)
②内容のレベル　(a.高い　b.ちょうど良い　c.やさしい)
③誌面の見やすさ　(a.良い　b.ふつう　c.悪い)
④価格　(a.安い　b.ふつう　c.高い)
⑤役立ち度　(a.高い　b.ふつう　c.低い)
⑥本書の内容で良かったこと、悪かったことをお書きください。
(　　　)

4．衛生管理者試験について

①どちらを受験しますか　第１種　／　第２種
②受験は何回目ですか　はじめて　／　２回目　／　３回目以上
③学習期間・時間を教えてください
(　　年　　月より。　１日　　時間程度)
④受験対策に使用した書籍を教えてください
ユーキャン　速習レッスン／重要過去問＆予想模試／一問一答＆要点まとめ
他社　(　　　)

5．通信講座の案内資料を無料でお送りします。ご希望の講座の欄に○印をおつけください。

	衛生管理者　OW		簿記３級　OA

住所	〒□□□-□□□□		都道府県	市郡（区）
	アパート、マンション等、名称、部屋番号もお書きください			(　様方)
氏名	フリガナ	電話	市外局番　市内局番　番号	
			(　　)	
		年齢	歳	(男)・(女)

Q9ØØRŌ＊＊01

お客様の個人情報は、当社の教材・商品の発送やサービスの提供、当社および当社が適切と認めた企業・団体等の商品・サービスに関する当社からの案内等の送付、ご連絡・お問合せ対応、アンケート・モニター・体験談・取材やレビュー等の依頼、教材・商品・サービス・当社のウェブサイト等の改善や開発、調査・分析・統計など当社事業に関連するマーケティング・研究資料の作成、学習・受験状況や成績の管理、お支払情報等の管理に利用します。その他個人情報の取扱いについては、当社ウェブサイトをご確認ください。

A 329 □□
常時1,000人以上の労働者を使用する事業場または深夜業を含む業務に常時500人以上が従事する事業場においては、事業場に専属の産業医を選任しなければならない。 ×

A 330 □□
常時3,000人を超える労働者を使用する事業場では、2人以上の産業医を選任しなければならない。 ○

A 331 □□
特定化学物質を製造する業務（試験研究のため取り扱う作業を除く）に従事する事業場においては、特定化学物質作業主任者を選任しなければならない。 ○

A 332 □□
酒類を入れたことのある醸造槽の内部は酸素欠乏危険場所に該当するため、酸素欠乏危険作業主任者を選任しなければならない。 ○

A 333 □□
セメント製造工程においてセメントを袋詰めする作業について、作業主任者を選任する義務はない。 ×

★★
Q 334 害□□ 【H29改】
試験研究業務としてベンゼンを取り扱う作業を行うとき、法令上、作業主任者を選任しなければならない。

★★
Q 335 害□□ 【R5改】
水深10m以上の場所における潜水の作業を行うとき、法令上、作業主任者を選任しなければならない。

Q 336 害□□ 【R1改】
自然換気が不十分な場所におけるはんだ付けの作業を行うとき、法令上、作業主任者を選任しなければならない。

★
Q 337 害□□ 【H26改】
高圧室内作業主任者の資格は、労働安全衛生法に基づく技能講習を修了することによって取得できる。

★
Q 338 害□□ 【H29改】
石綿作業主任者の資格は、労働安全衛生法に基づく技能講習を修了することによって取得できる。

A 334 □□

ベンゼンなどの特定化学物質を取り扱う作業を行うときは特定化学物質作業主任者を選任しなければならないが、試験研究業務の場合は、作業主任者を選任する義務はない。 ×

A 335 □□

潜水の作業について、作業主任者を選任する義務はない。 ×

A 336 □□

自然換気が不十分な場所におけるはんだ付けの業務は、鉛業務ではあるが、作業主任者を選任する義務はない。 ×

A 337 □□

高圧室内作業主任者の資格は、技能講習ではなく、作業主任者免許を受けた者に与えられる。 ×

A 338 □□

石綿作業主任者の資格は、法令に基づく技能講習を修了することによって取得できる。 ○

★★
Q 339
害□□
【R3改】

一酸化炭素用防毒マスク、ろ過材及び面体を有する防じんマスクは、厚生労働大臣が定める規格を具備しなければ、譲渡し、貸与し、又は設置してはならない機械等に該当する。

★★
Q 340
害□□
【R4改】

聴覚保護具は、厚生労働大臣が定める規格を具備しなければ、譲渡し、貸与し、又は設置してはならない機械等に該当する。

★★
Q 341
害□□
【R4改】

排気量40cm³以上の内燃機関を内蔵するチェーンソーは、厚生労働大臣が定める規格を具備しなければ、譲渡し、貸与し、又は設置してはならない機械等に該当する。

★★
Q 342
害□□
【R5改】

アーク溶接を行う屋内の作業場所に設けた全体換気装置は、法令上、定期自主検査の実施義務が規定されている。

★
Q 343
害□□
【H30改】

トルエンを用いて洗浄を行う屋内の作業場所に設置したプッシュプル型換気装置及び弗化水素を含有する気体を排出する製造設備の排気筒に設置した排ガス処理装置は、法令に基づく定期自主検査の実施頻度が1年以内ごとに1回とされている。

★
Q 344
害□□
【H30改】

硫酸を取り扱う特定化学設備は、法令に基づく定期自主検査の実施頻度が1年以内ごとに1回とされている。

「製造禁止物質」、「製造許可物質」、「厚生労働大臣の規格なしに譲渡等ができない機械等」などの暗記系は確実に得点につながる分野です。

A 339 □□
一酸化炭素用防毒マスク、ろ過材および面体を有する防じんマスクは、厚生労働大臣が定める規格を具備しなければ、譲渡し、貸与し、または設置してはならない機械等に該当する。 ○

A 340 □□
聴覚保護具は、厚生労働大臣が定める規格を具備しなければ、譲渡し、貸与し、または設置してはならない機械等に該当しない。 ×

A 341 □□
排気量40cm^3以上の内燃機関を内蔵するチェーンソーは、厚生労働大臣が定める規格を具備しなければ、譲渡し、貸与し、または設置してはならない機械等に該当する。 ○

A 342 □□
全体換気装置は、法令に基づく定期自主検査の実施が義務付けられていない。 ×

A 343 □□
トルエンを用いて洗浄を行う屋内の作業場所に設置したプッシュプル型換気装置および弗化水素を含有する気体を排出する製造設備の排気筒に設置した排ガス処理装置は、法令に基づく定期自主検査の実施頻度が1年以内ごとに1回とされている。 ○

A 344 □□
特定化学設備は、法令に基づく定期自主検査の実施頻度が2年以内ごとに1回とされている。 ×

★

Q 345 鉛化合物を製造する工程において鉛等の溶融を行う屋内の作業場所に設置した局所排気装置は、法令に基づく定期自主検査の実施頻度が1年以内ごとに1回とされている。

害□□
【H30改】

Q 346 木工用丸のこ盤を使用する屋内の作業場所に設けた局所排気装置は、法令に基づく定期自主検査の実施義務が規定されている。

害□□
【R3改】

★

Q 347 ベンジジン及びその塩は、労働安全衛生法により、原則として製造、輸入、譲渡、提供、使用が禁止されている。

害□□
【H27改】

★★

Q 348 オルト-フタロジニトリルを製造しようとするとき、労働安全衛生法に基づく厚生労働大臣の許可を必要としない。

害□□
【R3改】

★★

Q 349 ベリリウム、ジアニシジンを製造しようとするとき、労働安全衛生法に基づく厚生労働大臣の許可を受けなければならない。

害□□
【R4改】

★

Q 350 ベンゾトリクロリドを製造しようとするとき、労働安全衛生法に基づく厚生労働大臣の許可を受けなければならない。

害□□
【R3改】

A 345 □□
鉛化合物を製造する工程において鉛等の溶融を行う屋内の作業場所に設置した局所排気装置は、法令に基づく定期自主検査の実施頻度が1年以内ごとに1回とされている。 ○

A 346 □□
木工用丸のこ盤を使用する作業場所に設けた局所排気装置は、法令に基づく定期自主検査の実施が義務付けられていない。 ×

A 347 □□
ベンジジンおよびその塩は、原則として製造等が禁止されている。 ○

A 348 □□
オルト-フタロジニトリルは、製造しようとするとき、厚生労働大臣の許可を受けなければならない物質に該当しない。 ○

A 349 □□
ベリリウム、ジアニシジンは、製造しようとするとき、厚生労働大臣の許可を受けなければならない物質に該当する。 ○

A 350 □□
ベンゾトリクロリドは、製造しようとするとき、厚生労働大臣の許可を受けなければならない物質に該当する。 ○

第3章 特別の教育

★ Q351 害□□ 【R5改】

石綿等が使用されている建築物の解体等の作業に係る業務に労働者を就かせるとき、法令に基づく安全又は衛生のための特別の教育を行わなければならない。

★ Q352 害□□ 【H28改】

ボンベからの給気を受けて行う潜水業務に労働者を就かせるとき、法令に基づく安全又は衛生のための特別の教育を行わなければならない。

★ Q353 害□□ 【R3改】

削岩機、チッピングハンマー等チェーンソー以外の振動工具を取り扱う業務に労働者を就かせるとき、法令に基づく安全又は衛生のための特別の教育を行わなければならない。

★ Q354 害□□ 【R5改】

廃棄物の焼却施設において焼却灰を取り扱う業務に労働者を就かせるとき、法令に基づく安全又は衛生のための特別の教育を行わなければならない。

★ Q355 害□□ 【H27改】

酸素欠乏危険場所における作業に係る業務に労働者を就かせるとき、法令に基づく安全又は衛生のための特別の教育を行わなければならない。

★ Q356 害□□ 【R4改】

特定化学物質のうち第二類物質を取り扱う作業に係る業務に労働者を就かせるとき、法令に基づく安全又は衛生のための特別の教育を行わなければならない。

特別の教育が必要な業務と不要な業務の区別ができるようにしましょう。

A 351 □□
石綿等が使用されている建築物の解体等の作業に係る業務は特別の教育が義務付けられている。 ○

A 352 □□
特別の教育が義務付けられているのは、潜水業務ではなく、潜水作業者への送気の調節を行うためのバルブやコックを操作する業務である。 ×

A 353 □□
特別の教育が義務付けられているのは、チェーンソー以外の振動工具を取り扱う業務ではなく、チェーンソーを用いて行う立木の伐木、かかり木の処理または造材の業務である。 ×

A 354 □□
廃棄物の焼却施設において、ばいじんおよび焼却灰その他の燃え殻を取り扱う業務は特別の教育が義務付けられている。 ○

A 355 □□
酸素欠乏危険場所における作業に係る業務は、特別の教育が義務付けられている。 ○

A 356 □□
特定化学物質を取り扱う作業に係る業務に労働者を就かせるとき、法令に基づく安全または衛生のための特別の教育を行う義務はない。 ×

第4章 作業環境測定

★★

Q 357　害□□　【R4改】

チッパーによりチップする業務を行う屋内作業場における等価騒音レベルの測定頻度は、６か月以内ごとに１回である。

★★

Q 358　害□□　【R4改】

通気設備が設けられている坑内の作業場における通気量の測定頻度は、１か月以内ごとに１回である。

★★

Q 359　害□□　【H31改】

非密封の放射性物質を取り扱う作業室における空気中の放射性物質の濃度の測定頻度は、６か月以内ごとに１回である。

★★

Q 360　害□□　【R4改】

鉛蓄電池を製造する工程において鉛等を加工する業務を行う屋内作業場における空気中の鉛の濃度の測定頻度は、１年以内ごとに１回である。

Q 361　害□□　【R3改】

鉛業務を行う屋内作業場についての作業環境測定を行ったとき、その結果について所轄労働基準監督署長に報告することが義務付けられている。

Q 362　害□□　【R2改】

有機溶剤等を製造する工程で有機溶剤等の混合の業務を行う屋内作業場における空気中のトルエン濃度の測定を行うときは、作業環境測定士に測定を実施させなければならない。

Q 363　害□□　【R2改】

通気設備が設けられている坑内の作業場における通気量の測定を行うときは、作業環境測定士に測定を実施させなければならない。

作業環境測定が必要な作業場所と、測定頻度、記録の保存期間を覚えましょう。

A 357 □□

チッパーによりチップする業務を行う屋内作業場は、著しい騒音を発する屋内作業場に当たり、等価騒音レベルの測定を、6カ月以内ごとに1回行う。 ○

A 358 □□

通気設備が設けられている坑内の作業場では、通気量の測定を、半月以内ごとに1回行う。 ×

A 359 □□

非密封の放射性物質を取り扱う作業室では、空気中の放射性物質の濃度の測定を、1カ月以内ごとに1回行う。 ×

A 360 □□

鉛蓄電池を製造する工程において鉛等を加工する業務を行う屋内作業場では、空気中の鉛の濃度の測定を、1年以内ごとに1回行う。 ○

A 361 □□

作業環境測定を行ったとき、その結果について所轄労働基準監督署長への報告義務はない。 ×

A 362 □□

一定の有機溶剤を製造し、または取り扱う屋内作業場について作業環境測定を行うときは、その使用する作業環境測定士にこれを実施させなければならない。 ○

A 363 □□

通気設備が設けられている坑内の作業場における通気量の測定を行うときは、作業環境測定士に測定を実施させる必要はない。 ×

第5章 特殊健康診断と健康管理手帳

Q 364
害□□
【H24改】

特定化学物質のうち第三類物質を製造し、又は取り扱う業務に常時従事する労働者に対し、特別の項目についての健康診断を行うことが義務付けられている。

Q 365
害□□
【H24改】

屋内作業場において第二種有機溶剤等を用いて行う試験研究の業務に常時従事する労働者に対し、特別の項目についての健康診断を行うことが義務付けられている。

Q 366
害□□
【H24改】

潜水業務に常時従事する労働者に対し、特別の項目についての健康診断を行うことが義務付けられている。

Q 367
害□□
【H25改】

キシレンを発散する場所における業務に常時従事する労働者に対し、歯科医師による健康診断を行わなければならない。

★
Q 368
害□□
【R4改】

鉛業務に常時従事する労働者に対する特別の項目について行う健康診断の項目として尿中のマンデル酸の量の検査がある。

★
Q 369
害□□
【R4改】

放射線業務に常時従事する労働者に対する特別の項目について行う健康診断の項目として尿中の潜血の有無の検査がある。

★
Q 370
害□□
【H26改】

高圧室内業務に常時従事する労働者に対する特別の項目について行う健康診断の項目として四肢の運動機能の検査がある。

特殊健康診断の対象となる業務と、健康管理手帳の交付される業務を押さえましょう。

A 364 □□
特定化学物質のうち第1類、第2類（一部除く）を製造し、または取り扱う業務に常時従事する労働者について義務付けられている。 ×

A 365 □□
試験研究の業務であっても、第１種、第２種有機溶剤等を用いる業務は、特別の項目についての健康診断を実施する義務がある。 ○

A 366 □□
潜水業務に常時従事する労働者に対し、6カ月以内ごとに１回、特別の項目についての健康診断を実施する義務がある。 ○

A 367 □□
歯科医師による健康診断を実施する義務があるのは、塩酸、硝酸、硫酸、亜硫酸、弗化水素、黄りん等を発散する場所における業務に常時従事する労働者である。 ×

A 368 □□
主な検査項目には、作業条件の簡易な検査、血中の鉛量、尿中のデルタアミノレブリン酸量、赤血球中のプロトポルフィリン量の検査がある。 ×

A 369 □□
主な検査項目には、白血球数および赤血球数または白内障、皮膚の検査がある。尿中の潜血の有無の検査はない。 ×

A 370 □□
四肢の運動機能の検査は高気圧業務健康診断項目である。 ○

Q 371

害□□

【H28改】

石綿等が吹き付けられた建築物の解体の作業に１年以上従事した者で、初めて石綿等の粉じんにばく露した日から10年以上経過しているものは、健康管理手帳の交付対象となる。

Q 372

害□□

【H30改】

水銀を取り扱う業務に３年以上従事した者は、健康管理手帳の交付対象となる。

Q 373

害□□

【H31改】

メタノールを取り扱う業務に10年以上従事した者は、健康管理手帳の交付対象となる。

★

Q 374

害□□

【R1改】

硝酸を取り扱う業務に５年以上従事した者は、健康管理手帳の交付対象となる。

★

Q 375

害□□

【R1改】

粉じん作業に従事した者で、じん肺管理区分が管理一の者は、健康管理手帳の交付対象となる。

★

Q 376

害□□

【R1改】

ビス（クロロメチル）エーテルを取り扱う業務に３年以上従事した者は、健康管理手帳の交付対象となる。

Q 377

害□□

【H28改】

塩化ビニルを重合する業務に４年以上従事した者は、健康管理手帳の交付対象となる。

A 371 □□

石綿等が吹き付けられた建築物の解体の作業に1年以上従事した者で、初めて石綿等の粉じんにばく露した日から10年以上経過しているものは、健康管理手帳の交付対象となる。 ○

A 372 □□

水銀を取り扱う業務に従事した者は、健康管理手帳の交付対象とならない。 ×

A 373 □□

メタノールを取り扱う業務に従事した者は、健康管理手帳の交付対象とならない。 ×

A 374 □□

硝酸を取り扱う業務に従事した者は、健康管理手帳の交付対象とならない。 ×

A 375 □□

粉じん作業に従事したことがあり、じん肺管理区分が管理一の者は、健康管理手帳の交付対象とならない。 ×

A 376 □□

ビス（クロロメチル）エーテルを取り扱う業務に3年以上従事した者は健康管理手帳の交付対象となる。 ○

A 377 □□

塩化ビニルを重合する業務に4年以上従事した者は、健康管理手帳の交付対象となる。 ○

第6章 有機溶剤中毒予防規則

※有機溶剤中毒予防規則に定める適用除外及び設備の特例はないものとする。

★
Q 378
害□□
【H26】

有機溶剤含有物とは、有機溶剤と有機溶剤以外の物との混合物で、有機溶剤を当該混合物の重量の10%を超えて含有するものをいう。

★★
Q 379
害□□
【H28改】

地下室の内部で第一種有機溶剤等を用いて作業を行わせるとき、その作業場所に局所排気装置を設け稼働させているが、作業者に送気マスクも有機ガス用防毒マスクも使用させていないことは有機溶剤中毒予防規則に違反しない。

★★
Q 380
害□□
【H30改】

第二種有機溶剤等を用いて払しょく作業を行う場所に、プッシュプル型換気装置を設けブース内の気流の乱れもなく有効に稼働させているが、作業者に送気マスクも有機ガス用防毒マスクも使用させていないことは有機溶剤中毒予防規則に違反しない。

★★
Q 381
害□□
【H26】

有機溶剤等を入れたことのあるタンクで有機溶剤の蒸気が発散するおそれのあるものの内部における業務に労働者を従事させるときは、当該労働者に送気マスクを使用させなければならない。

★★
Q 382
害□□
【H28】

屋内作業場の製造工程において、第三種有機溶剤等を用いて製品の払しょく作業を行わせるとき、有機溶剤作業主任者を選任していない。

出題頻度の高い分野です。物質の種類に応じた管理の仕方を押さえておきましょう。

A 378 □□

有機溶剤含有物とは、有機溶剤と有機溶剤以外の物との混合物で、有機溶剤を当該混合物の重量の5％を超えて含有するものをいう。 ×

A 379 □□

第一種有機溶剤等を使用する業務において、密閉設備、局所排気装置、プッシュプル型換気装置のいずれかを設置すれば、送気マスクや防毒マスクを使用させる義務はない。したがって、有機溶剤中毒予防規則に違反しない。 ○

A 380 □□

第二種有機溶剤等を使用する業務において、密閉設備、局所排気装置、プッシュプル型換気装置のいずれかを設置すれば、送気マスクや防毒マスクを使用させる義務はない。したがって、有機溶剤中毒予防規則に違反しない。 ○

A 381 □□

有機溶剤等を入れたことのあるタンクの内部における業務に労働者を従事させる場合は、送気マスクを使用させなければならない。 ○

A 382 □□

有機溶剤の区分にかかわらず、有機溶剤業務を行う場合には、有機溶剤作業主任者を選任しなければならない。 ×

★★
Q 383
害□□
【R4改】

屋内作業場で、第二種有機溶剤等が付着している物の乾燥の業務に労働者を従事させるとき、その作業場所の空気清浄装置を設けていない局所排気装置の排気口で、厚生労働大臣が定める濃度以上の有機溶剤を排出するものの高さを、屋根から２ｍとしていることは有機溶剤中毒予防規則に違反しない。

★★
Q 384
害□□
【H31改】

有機溶剤等を入れてあった空容器で有機溶剤の蒸気が発散するおそれのあるものについては、密閉するか、又は屋外の一定の場所に集積しておかなければならない。

★★
Q 385
害□□
【R5改】

屋内作業場において、第二種有機溶剤等を使用して常時洗浄作業を行う場合、法令に基づき作業場所に設けた局所排気装置について、囲い式フードの場合は0.4m/sの制御風速を出し得る能力を有するものにすることは法令に違反しない。

★
Q 386
害□□
【H30改】

屋内作業場において、第二種有機溶剤等を使用して常時洗浄作業を行う場合、有機溶剤業務を行う屋内作業場についての作業環境測定を、有機溶剤作業主任者に実施させる。

★
Q 387
害□□
【R4改】

第三種有機溶剤等を用いて払しょくの業務を行う屋内作業場について、定期に、当該有機溶剤の濃度を測定していないことは、有機溶剤中毒予防規則に違反する。

A 383 □□

屋内作業場に設けた空気清浄装置がない局所排気装置、プッシュプル型換気装置、排気管等の排気口の高さは、屋根から1.5m以上としなければならない。設問は条件を満たしているので有機溶剤中毒予防規則に違反しない。 ○

A 384 □□

有機溶剤等を入れてあった空容器で有機溶剤の蒸気が発散するおそれのあるものについては、その容器を密閉するか、屋外の一定の場所に集積しておかなければならない。 ○

A 385 □□

屋内作業場において、第二種有機溶剤等を使用して常時洗浄作業を行う場合、作業場所に設けた局所排気装置について、囲い式フードの場合は0.4m/sの制御風速を出し得る能力を有するものにしなければならない。したがって法令に違反しない。 ○

A 386 □□

屋内作業場において、第二種有機溶剤等を使用して常時洗浄作業を行う場合、有機溶剤業務を行う屋内作業場についての作業環境測定を、作業環境測定士に実施させる。 ×

A 387 □□

第一種有機溶剤等および第二種有機溶剤等を使用して有機溶剤業務を行う屋内作業場について、定期に、当該有機溶剤の濃度を測定しなければならない。しかし、第三種有機溶剤等を用いて払しょくの業務を行う屋内作業場については、定期の有機溶剤濃度の測定は義務付けられていない。 ×

★★
Q 388
害□□
【R2改】
屋内作業場において、第二種有機溶剤等を使用して常時洗浄作業を行う場合、作業場所に設けたプッシュプル型換気装置について、1年を超える期間使用しない場合を除き、1年以内ごとに1回、定期に、自主検査を行う。

★★
Q 389
害□□
【R2改】
屋内作業場において、第二種有機溶剤等を使用して常時洗浄作業を行う場合、作業中の労働者が有機溶剤等の区分を容易に知ることができるよう容器に赤色の表示をする。

★★
Q 390
害□□
【R3改】
屋内作業場において、第二種有機溶剤等を使用して常時洗浄作業を行う場合、作業場における空気中の有機溶剤の濃度を、6か月以内ごとに1回、定期に測定し、その測定結果等の記録を3年間保存する。

★★
Q 391
害□□
【R5改】
屋内作業場において、第二種有機溶剤等を使用して常時洗浄作業を行う場合、作業に常時従事する労働者に対し、原則として、6か月以内ごとに1回、定期に、特別の項目について医師による健康診断を行い、その結果に基づき作成した有機溶剤等健康診断個人票を3年間保存する。

★
Q 392
害□□
【H29改】
第三種有機溶剤等を用いて吹付けによる塗装作業を行う場所に、全体換気装置を設け有効に稼働させているが、作業者に送気マスクも有機ガス用防毒マスクも使用させていないことは、有機溶剤中毒予防規則に違反する。

A 388 □□ 屋内作業場において、第二種有機溶剤等を使用して常時洗浄作業を行う場合、作業場所に設けたプッシュプル型換気装置について、1年を超える期間使用しない場合を除き、1年以内ごとに1回、定期に、自主検査を行う。 ○

A 389 □□ 屋内作業場において、第二種有機溶剤等を使用して常時洗浄作業を行う場合、作業中の労働者が有機溶剤等の区分を容易に知ることができるよう容器に黄色の表示をする。 ×

A 390 □□ 第二種有機溶剤等を使用する屋内作業場では、作業環境測定を6カ月以内ごとに1回実施し、その測定結果等の記録を3年間保存しなければならない。 ○

A 391 □□ 屋内作業場において、第二種有機溶剤等作業に常時従事する労働者に対し、原則として、6カ月以内ごとに1回、定期に、特別の項目について医師による健康診断を行い、その結果に基づき作成した有機溶剤等健康診断個人票を5年間保存する。 ×

A 392 □□ タンク等の内部において、吹付けによる第三種有機溶剤等に係る有機溶剤業務に労働者を従事させるときは、当該有機溶剤業務を行う作業場所に、密閉設備、局所排気装置またはプッシュプル型換気装置を設けなければならない。したがって、有機溶剤中毒予防規則に違反する。 ○

第7章 特定化学物質障害予防規則

Q 393
害□□
【H30】

第一類物質を製造しようとする者は、あらかじめ、物質ごとに、かつ、当該物質を製造するプラントごとに厚生労働大臣の許可を受けなければならない。

Q 394
害□□
【H30】

第一類物質を容器に入れ、容器から取り出し、又は反応槽等へ投入する作業を行うときは、発散源を密閉する設備、外付け式フードの局所排気装置又はプッシュプル型換気装置を設けなければならない。

★★
Q 395
害□□
【H27改】

アンモニアを使用する作業場所に設けたプッシュプル型換気装置については、法令に基づく定期自主検査を行わなければならない。

Q 396
害□□
【H21】

特別管理物質を製造し、又は取り扱う作業場において常時作業に従事する労働者については、1か月を超えない期間ごとに作業に関する一定の事項を記録し、30年間保存するものとされる。

Q 397
害□□
【H25】

第一類物質の粉じんを含有する気体を排出する局所排気装置又はプッシュプル型換気装置には、スクラバ又はサイクロンのいずれかの方式による除じん装置を設けなければならない。

Q 398
害□□
【H27改】

特定化学物質の用後処理としては、除じん、浄化処理、排液処理、残さい物処理及びぼろ等の処理の規定がある。

代表的な物質の分類を押さえておきましょう。最近は、用後処理に関する出題頻度が多い傾向があります。

A 393 □□

第一類物質を製造する場合、物質ごとに、かつ、当該物質を製造するプラントごとに厚生労働大臣の許可を受けなければならない。 ○

A 394 □□

第一類物質を容器に出し入れする作業や反応槽等へ投入する作業を行うときは、発散源を密閉する設備、囲い式フードの局所排気装置またはプッシュプル型換気装置を設けなければならない。 ×

A 395 □□

アンモニアは第三類物質であり、プッシュプル型換気装置を設置する義務はないため、法令上の定期自主検査を実施する義務もない。 ×

A 396 □□

特別管理物質を製造し、または取り扱う作業場において常時作業に従事する労働者については、1カ月を超えない期間ごとに所定の事項を記録し、30年間保存しなければならない。 ○

A 397 □□

第一類物質の粉じんを含有する気体を排出する局所排気装置またはプッシュプル型換気装置には、粉じんの粒径に応じた除じん方式の除じん装置を設けなければならない。 ×

A 398 □□

特定化学物質の用後処理としては、除じん、排ガス処理、排液処理、残さい物処理およびぼろ等の処理の規定がある。 ×

Q 399
害□□
【H27改】

排液処理については、シアン化ナトリウムの場合には、酸化・還元方式若しくは活性汚泥方式による排液処理装置又はこれらと同等以上の性能を有する排液処理装置を設けなければならないと規定されている。

Q 400
害□□
【H27改】

塩酸を含有する排液用に設けた排液処理装置については、法令に基づく定期自主検査を行わなければならない。

★
Q 401
害□□
【H30】

第一類物質を取り扱う屋内作業場についての作業環境測定結果及びその評価の記録を保存すべき期間は、3年である。

Q 402
害□□
【H25】

第一類物質を製造し、又は取り扱う屋内作業場については、6か月以内ごとに1回、定期に、作業環境測定を行わなければならない。

★
Q 403
害□□
【H30】

第一類物質を取り扱う業務に常時従事する労働者に係る特定化学物質健康診断個人票を保存すべき期間は、5年である。

★★
Q 404
害□□
【H27改】

特別管理物質を製造する事業者が事業を廃止しようとするとき、局所排気装置の定期自主検査の記録又はその写しを、特別管理物質等関係記録等報告書に添えて、所轄労働基準監督署長に提出することが義務付けられている。

A 399 □□

シアン化ナトリウムを含有する排液については、酸化・還元方式もしくは活性汚泥方式またはこれらと同等以上の性能を有する排液処理装置を設けなければならない。 ○

A 400 □□

塩酸を含有する排液については、排液処理装置を設け、定期自主検査を実施しなければならない。 ○

A 401 □□

作業環境測定の測定結果等の記録を保存すべき期間は、第一類物質のうち特別管理物質については30年、特別管理物質以外の物質については3年である。 ×

A 402 □□

第一類物質を製造し、または取り扱う屋内作業場については、6カ月以内ごとに1回、定期に、作業環境測定を行わなければならない。 ○

A 403 □□

特定化学物質健康診断個人票を保存すべき期間は、特定化学物質第一類物質のうち特別管理物質については30年、特別管理物質以外の物質については5年である。 ×

A 404 □□

事業を廃止する場合、特別管理物質等関係記録等報告書に添えて提出することが義務付けられているのは、①作業環境測定の記録、②作業の記録(労働者の氏名、作業の概要および当該作業に従事した期間等の記録)、③特定化学物質健康診断個人票またはこれらの写しである。 ×

第8章 酸素欠乏症等防止規則

★★
Q 405
害□□
【H30改】

相当期間密閉されていた鋼製のタンクの内部における作業は、法令上、第二種酸素欠乏危険作業に該当する。

★★
Q 406
害□□
【R3改】

果菜の熟成のために使用している倉庫の内部における作業は、法令上、第二種酸素欠乏危険作業に該当する。

★★
Q 407
害□□
【H30改】

第一鉄塩類を含有している地層に接するたて坑の内部における作業は、法令上、第二種酸素欠乏危険作業に該当する。

★★
Q 408
害□□
【R3改】

汚水その他腐敗しやすい物質を入れたことのある暗きょの内部における作業は、法令上、第二種酸素欠乏危険作業に該当する。

★★
Q 409
害□□
【R5】

酸素欠乏とは、空気中の酸素の濃度が18%未満である状態をいう。

★★
Q 410
害□□
【H30】

第一種酸素欠乏危険作業については、その日の作業開始後速やかに、当該作業場における空気中の酸素の濃度を測定しなければならない。

★★
Q 411
害□□
【H28】

第二種酸素欠乏危険作業を行う作業場については、その日の作業を開始する前に、空気中の酸素及び亜硫酸ガスの濃度を測定しなければならない。

出題頻度の高い分野です。各規定を押さえると共に、具体的な酸素欠乏危険作業を押さえておきましょう。

A 405 □□
相当期間密閉されていた鋼製のタンクの内部における作業は、法令上、第一種酸素欠乏危険作業に該当する。 ×

A 406 □□
果菜の熟成のために使用している倉庫の内部における作業は、法令上、第一種酸素欠乏危険作業に該当する。 ×

A 407 □□
第一鉄塩類を含有している地層に接するたて坑の内部における作業は、法令上、第一種酸素欠乏危険作業に該当する。 ×

A 408 □□
汚水その他腐敗しやすい物質を入れたことのある暗きょの内部における作業は、法令上、第二種酸素欠乏危険作業に該当する。 ○

A 409 □□
酸素欠乏とは、空気中の酸素の濃度が18%未満である状態をいう。 ○

A 410 □□
第一種酸素欠乏危険作業を行うときは、その日の作業を開始する前に、その作業場における空気中の酸素濃度を測定しなければならない。 ×

A 411 □□
第二種酸素欠乏危険作業を行うときは、その日の作業を開始する前に、その作業場における空気中の酸素および硫化水素の濃度を測定しなければならない。 ×

Q 412
害□□
【R1】
タンクの内部その他通風が不十分な場所において、アルゴン等を使用して行う溶接の作業に労働者を従事させるときは、作業を行う場所の空気中の酸素の濃度を18%以上に保つように換気し、又は労働者に空気呼吸器等を使用させなければならない。

Q 413
害□□
【H24】
第二種酸素欠乏危険作業に労働者を従事させるときは、原則として、作業場所の空気中の酸素濃度を18%以上、かつ、硫化水素濃度を10ppm以下に保つように換気しなければならない。

★★
Q 414
害□□
【R4】
酸素欠乏危険作業を行う場所において、爆発、酸化等を防止するため換気を行うことができない場合には、送気マスク又は防毒マスクを備え、労働者に使用させなければならない。

★★
Q 415
害□□
【H28】
酸素欠乏危険作業を行う場所の換気を行うときは、純酸素又は新鮮な外気を使用しなければならない。

★★
Q 416
害□□
【H27改】
酸素欠乏危険作業に労働者を従事させるときは、当該作業を行う場所に労働者を入場させ、及び退場させるときに人員を点検しなければならない。

Q 417
害□□
【R5】
海水が滞留したことのあるピットの内部における作業については、酸素欠乏危険作業主任者技能講習を修了した者のうちから、酸素欠乏危険作業主任者を選任しなければならない。

A 412 □□

タンクの内部その他通風が不十分な場所において、アルゴン等を使用して行う溶接の作業に労働者を従事させるときは、作業を行う場所の空気中の酸素の濃度を18%以上に保つように換気し、または労働者に空気呼吸器等（空気呼吸器、酸素呼吸器または送気マスク）を使用させなければならない。 ○

A 413 □□

第二種酸素欠乏危険作業に労働者を従事させる場合は、作業場所の空気中の酸素濃度を18%以上、かつ、硫化水素濃度を10ppm以下に保つように換気しなければならない。 ○

A 414 □□

酸素危険作業を行う場所において、換気することができない場合は、空気呼吸器、酸素呼吸器、送気マスクを備え、労働者に使用させなければならない。 ×

A 415 □□

酸素欠乏危険作業を行う場所の換気に純酸素を使用してはならない。 ×

A 416 □□

酸素欠乏危険作業に労働者を従事させるときは、その作業を行う場所に労働者を入場および退場させる際に人員を点検しなければならない。 ○

A 417 □□

海水が滞留したことのあるピットの内部における作業は第二種酸素欠乏危険作業に該当し、酸素欠乏・硫化水素危険作業主任者技能講習を修了した者のうちから、酸素欠乏危険作業主任者を選任しなければならない。 ×

★

Q418 害□□ 【R4】

酒類を入れたことのある醸造槽の内部における清掃作業の業務に労働者を就かせるときは、酸素欠乏危険作業に係る特別の教育を行わなければならない。

Q419 害□□ 【H25改】

酸素欠乏の発生の原因は、第一種酸素欠乏危険作業に係る業務に労働者を就かせるときに行う特別の教育の科目として、法令上、定められている。

Q420 害□□ 【H25改】

防毒マスクの使用の方法は、第一種酸素欠乏危険作業に係る業務に労働者を就かせるときに行う特別の教育の科目として、法令上、定められている。

★

Q421 害□□ 【R4】

酸素欠乏危険作業に労働者を従事させるときは、常時作業の状況を監視し、異常があったときに直ちに酸素欠乏危険作業主任者及びその他の関係者に通報する者を置く等異常を早期に把握するために必要な措置を講じなければならない。

★

Q422 害□□ 【H30改】

酸素欠乏症等にかかった労働者を酸素欠乏等の場所において救出する作業に労働者を従事させるときは、当該救出作業に従事する労働者に空気呼吸器等（空気呼吸器、酸素呼吸器又は送気マスク）を使用させなければならない。

★

Q423 害□□ 【H30】

労働者が酸素欠乏症等にかかったときは、遅滞なく、その旨を当該作業を行う場所を管轄する労働基準監督署長に報告しなければならない。

A 418 □□

酒類を入れたことのある醸造槽の内部における作業は第一種酸素欠乏危険作業に該当し、特別の教育を行わなければならない。 ○

A 419 □□

酸素欠乏の発生の原因は、特別教育の科目として、法令上、定められている。 ○

A 420 □□

防毒マスクの使用の方法は、特別教育の科目として、法令上、定められていない。 ×

A 421 □□

酸素欠乏危険作業に労働者を従事させるときは、常時作業の状況を監視し、異常があったときに直ちに酸素欠乏危険作業主任者およびその他の関係者に通報する者を置く等、異常を早期に把握するために必要な措置を講じなければならない。 ○

A 422 □□

酸素欠乏症等にかかった労働者を酸素欠乏等の場所において救出する作業に労働者を従事させるときは、当該救出作業に従事する労働者に空気呼吸器等を使用させなければならない。 ○

A 423 □□

労働者が酸素欠乏症等にかかったときは、遅滞なく、その旨を当該作業を行う場所を管轄する労働基準監督署長に報告しなければならない。 ○

第9章 電離放射線障害防止規則

Q 424
害□□
【R2改】

管理区域とは、外部放射線による実効線量と空気中の放射性物質による実効線量との合計が１か月間につき5mSvを超えるおそれのある区域又は放射性物質の表面密度が法令に定める表面汚染に関する限度の10分の1を超えるおそれのある区域をいう。

Q 425
害□□
【H26改】

管理区域内において放射線業務に従事する男性又は妊娠する可能性がないと診断された女性が受ける実効線量の限度は、緊急作業に従事する場合を除き、１年間につき50mSv、かつ、１か月間につき５mSvである。

Q 426
害□□
【R2改】

外部放射線による実効線量の算定は、１cm線量当量によって行う。

近年の公表問題での出題は、あまり多くありません。数字を中心に覚えておけば、それ以上深入りする必要はありません。

A 424 □□

管理区域とは、外部放射線による実効線量と空気中の放射性物質による実効線量との合計が3カ月間につき1.3mSvを超えるおそれのある区域または放射性物質の表面密度が法令に定める表面汚染に関する限度の10分の1を超えるおそれのある区域をいう。 ×

A 425 □□

管理区域内において放射線業務に従事する男性または妊娠する可能性がないと診断された女性が受ける実効線量の限度は、緊急作業に従事する場合を除き、5年間につき100mSv、かつ、1年間につき50mSvである。 ×

A 426 □□

外部放射線による実効線量の算定は、1cm線量当量によって行う。 ○

第10章 粉じんに関する法令

★★
Q 427
害□□
【H31改】

タンクの内部において、金属をアーク溶接する作業は、特定粉じん作業に該当する。

★★
Q 428
害□□
【R3改】

屋内の、研磨材を用いて手持式動力工具により金属を研磨する箇所における作業は、特定粉じん作業に該当する。

★★
Q 429
害□□
【H31改】

屋内において、フライアッシュを袋詰めする箇所における作業は、特定粉じん作業に該当する。

★★
Q 430
害□□
【H30】

特定粉じん作業を行う屋内作業場については、当該粉じん作業に係る粉じんを減少させるため、全体換気装置による換気を実施しなければならない。

★★
Q 431
害□□
【R3】

特定粉じん作業以外の粉じん作業を行う屋内作業場については、全体換気装置による換気の実施又はこれと同等以上の措置を講じなければならない。

★★
Q 432
害□□
【H29】

特定粉じん発生源の局所排気装置に、法令に基づき設ける除じん装置は、ヒュームとヒューム以外の粉じんとに応じて、除じん方式が定められている。

「粉じん障害防止規則」は、出題頻度が高い分野です。特定粉じんとそれ以外の管理の違いを意識して覚えましょう。

A 427 □□

タンクの内部において、金属をアーク溶接する箇所における作業は、特定粉じん作業以外の粉じん作業に該当する。 ×

A 428 □□

屋内において、研磨材を用いて手持式動力工具により金属を研磨する箇所における作業は、特定粉じん作業以外の粉じん作業に該当する。 ×

A 429 □□

屋内において、フライアッシュを袋詰めする箇所における作業は、特定粉じん作業に該当する。 ○

A 430 □□

屋内の特定粉じん発生源については、その区分に応じて密閉する設備、局所排気装置、プッシュプル型換気装置もしくは湿潤な状態に保つための設備の設置またはこれらと同等以上の措置を講じなければならない。 ×

A 431 □□

特定粉じん作業以外の粉じん作業を行う屋内作業場については、全体換気装置による換気の実施またはこれと同等以上の措置を講じなければならない。 ○

A 432 □□

特定粉じん発生源の局所排気装置に設ける除じん装置は、ヒュームとヒューム以外の粉じんとに応じて、除じん方式が定められている。 ○

Q 433
害□□
【H28】

粉じん作業に労働者を従事させるときは、坑内等の特殊な作業場でやむを得ない事由がある場合を除き、粉じん作業を行う作業場以外の場所に休憩設備を設けなければならない。

★
Q 434
害□□
【H30】

除じん装置を付設すべき局所排気装置の排風機は、原則として、除じんをした後の空気が通る位置に設けなければならない。

Q 435
害□□
【H25改】

セメントを袋詰めする屋内の作業箇所に設けた局所排気装置の除じん装置は法令に基づく定期自主検査を実施しなければならない。

★★
Q 436
害□□
【H28】

粉じん作業を行う屋内の作業場所については、特定粉じん作業の場合は毎日１回以上、特定粉じん作業以外の粉じん作業の場合は毎週1回以上、清掃を行わなければならない。

★★
Q 437
害□□
【H29】

常時特定粉じん作業を行う屋内作業場については、６か月以内ごとに１回、定期に、空気中の粉じんの濃度の測定を行い、測定結果等を記録して、これを５年間保存しなければならない。

Q 438
害□□
【R1】

石綿等を試験研究のため製造する作業場で労働者が喫煙し、又は飲食することを禁止し、かつ、その旨を当該作業場の見やすい箇所に表示しなければならない。

A 433 □□
粉じん作業に労働者を従事させるときは、坑内等の特殊な作業場でやむを得ない事由がある場合を除き、粉じん作業を行う作業場以外の場所に休憩設備を設けなければならない。 ○

A 434 □□
除じん装置を付設すべき局所排気装置の排風機は、原則として、除じんをした後の空気が通る位置に設けなければならない。 ○

A 435 □□
屋内のセメントを袋詰めする箇所は特定粉じん発生源に当たり、除じん装置を設けなければならない。この除じん装置は1年以内ごとに1回、定期自主検査を実施しなければならない。また、その記録を3年間保存しなければならない。 ○

A 436 □□
粉じん作業を行う屋内の作業場所については、特定粉じん作業に該当するか否かに関係なく毎日1回以上、清掃を行わなければならない。 ×

A 437 □□
特定粉じん作業を常時行う屋内作業場では、作業環境測定を6カ月以内ごとに1回実施し、その測定結果等の記録を7年間保存しなければならない。 ×

A 438 □□
石綿等を取り扱う作業場で労働者が喫煙し、または飲食することを禁止し、かつ、その旨を当該作業場の見やすい箇所に表示しなければならない。 ○

★★
Q 439
害□□
【R4】

石綿等の取扱いに伴い石綿の粉じんを発散する場所において、常時石綿等を取り扱う作業に従事する労働者については、1か月を超えない期間ごとに、作業の概要、従事した期間等を記録し、これを当該労働者が当該事業場において常時当該作業に従事しないこととなった日から40年間保存するものとする。

★
Q 440
害□□
【R4】

石綿等を取り扱う屋内作業場については、6か月以内ごとに1回、定期に、空気中の石綿の濃度を測定するとともに、測定結果等を記録し、これを40年間保存しなければならない。

★★
Q 441
害□□
【R4】

石綿等の粉じんが発散する屋内作業場に設けられた局所排気装置については、原則として、1年以内ごとに1回、定期に、自主検査を行うとともに、検査の結果等を記録し、これを3年間保存しなければならない。

Q 442
害□□
【R1】

石綿等を常時取り扱う作業場の床等については、水洗する等粉じんの飛散しない方法によって、毎週1回以上、掃除を行わなければならない。

★
Q 443
害□□
【R4】

石綿等の取扱いに伴い石綿の粉じんを発散する場所における業務に常時従事する労働者に対し、雇入れ又は当該業務への配置替えの際及びその後6か月以内ごとに1回、定期に、特別の項目について医師による健康診断を行い、その結果に基づき、石綿健康診断個人票を作成し、これを当該労働者が当該事業場において常時当該業務に従事しないこととなった日から40年間保存しなければならない。

A 439 □□

石綿等の取扱いに伴い石綿の粉じんを発散する場所において常時石綿等を取り扱う作業に従事する労働者については、1カ月を超えない期間ごとに作業の概要、従事した期間等を記録し、これを当該労働者が当該事業場において常時当該作業に従事しないこととなった日から40年間保存しなければならない。 ○

A 440 □□

石綿等を取り扱う屋内作業場における空気中の石綿の濃度を測定する頻度は、6カ月以内ごとに1回であり、記録の保存年数は40年間である。 ○

A 441 □□

石綿等の粉じんが発散する屋内作業場に設けた局所排気装置の定期自主検査を実施する頻度は、原則として、1年以内ごとに1回であり、記録の保存年数は3年間である。 ○

A 442 □□

石綿等を常時取り扱う作業場の床等は、水洗する等粉じんの飛散しない方法によって、毎日1回以上、掃除を行わなければならない。 ×

A 443 □□

石綿等の取扱いに伴い石綿の粉じんを発散する場所における業務に常時従事する労働者に対し、雇入れまたは当該業務への配置替えの際およびその後6カ月以内ごとに1回、定期に、特別の項目について医師による健康診断を行い、石綿健康診断個人票を作成し、これを当該労働者が当該事業場において常時当該業務に従事しないこととなった日から40年間保存しなければならない。 ○

★

Q 444 害□□ 【R4】

石綿等を取り扱う事業者が事業を廃止しようとするときは、石綿関係記録等報告書に、石綿等に係る作業の記録及び局所排気装置、除じん装置等の定期自主検査の記録を添えて所轄労働基準監督署長に提出しなければならない。

Q 445 害□□ 【R5】

じん肺管理区分の管理一は、じん肺健康診断の結果、じん肺の所見がないと認められるものをいう。

Q 446 害□□ 【R4】

じん肺管理区分が管理四と決定された者は、療養を要する。

Q 447 害□□ 【H22改】

じん肺管理区分の決定通知を受けた事業者は、遅滞なく、当該労働者に対し、決定されたじん肺管理区分及び留意すべき事項を通知し、その事実を記載した書面を作成して５年間保存しなければならない。

Q 448 害□□ 【H22】

常時粉じん作業に従事する労働者は、いつでもじん肺健康診断を受けて、都道府県労働局長にじん肺管理区分を決定すべきことを申請することができる。

Q 449 害□□ 【R5】

都道府県労働局長は、事業者から、法令に基づいて、じん肺の所見があると診断された労働者についてのエックス線写真等が提出されたときは、これらを基礎として、地方じん肺診査医の診断又は審査により、当該労働者についてじん肺管理区分の決定をするものとする。

A 444 □□

事業を廃止する場合、石綿関係記録等報告書に添えて提出することが義務付けられているのは、①作業の記録、②作業環境測定の記録、③石綿健康診断個人票またはこれらの写しである。 ×

A 445 □□

じん肺管理区分における管理１は、じん肺健康診断の結果、じん肺の所見がないと診断されたものである。 ○

A 446 □□

療養が必要とされるのは、じん肺管理区分が管理４と決定された者と管理２または管理３で合併症にかかっていると認められる者である。 ○

A 447 □□

じん肺管理区分の決定通知を受けた事業者は、労働者に対し、決定されたじん肺管理区分および留意すべき事項を通知し、その事実を記載した書面を作成して３年間保存しなければならない。 ×

A 448 □□

常時粉じん作業に従事する労働者は、事業者が実施するじん肺健康診断のほかに、いつでもじん肺健康診断を受けて、都道府県労働局長にじん肺管理区分を決定すべきことを申請することができる。 ○

A 449 □□

都道府県労働局長は、事業者から、法令に基づいて、じん肺の所見があると診断された労働者についてのエックス線写真等が提出されたときは、これらを基礎として、地方じん肺診査医の診断又は審査により、当該労働者についてじん肺管理区分の決定をするものとする。 ○

第11章 有害作業環境の衛生基準

Q 450
害□□
【H22改】

暑熱、寒冷又は多湿の屋内作業場における気温及び湿度の測定の実施頻度は、２か月以内ごとに１回である。

Q 451
害□□
【H26】

著しい騒音を発する一定の屋内作業場については、６か月以内ごとに１回、定期に、等価騒音レベルを測定しなければならない。

★
Q 452
害□□
【R5】

著しく暑熱又は多湿の作業場においては、坑内等特殊な作業場でやむを得ない事由がある場合を除き、休憩の設備を作業場外に設けなければならない。

★
Q 453
害□□
【R5】

強烈な騒音を発する屋内作業場においては、その伝ぱを防ぐため、隔壁を設ける等必要な措置を講じなければならない。

Q 454
害□□
【R4】

廃棄物の焼却施設において焼却灰を取り扱う業務（設備の解体等に伴うものを除く。）を行う作業場については、６か月以内ごとに１回、定期に、当該作業場における空気中のダイオキシン類の濃度を測定しなければならない。

★★
Q 455
害□□
【R4】

炭酸ガス（二酸化炭素）濃度が0.15%を超える場所には、関係者以外の者が立ち入ることを禁止し、かつ、その旨を見やすい箇所に表示しなければならない。

範囲は広いのですが、出題される知識は限られています。暗記系ですので、確実に得点につなげたい分野です。

A 450 □□
暑熱、寒冷または多湿の屋内作業場における気温および湿度の測定の実施頻度は、半月以内ごとに1回である。 ×

A 451 □□
著しい騒音を発する屋内作業場における等価騒音レベルは、6カ月以内ごとに1回測定しなければならない。 ○

A 452 □□
著しく暑熱または多湿の作業場など、有害作業場における休憩の設備は、作業場外に設けなければならない。 ○

A 453 □□
強烈な騒音を発する屋内作業場においては、その伝ぱを防ぐため、隔壁を設ける等必要な措置を講じなければならない。 ○

A 454 □□
廃棄物の焼却施設において焼却灰を取り扱う業務（設備の解体等に伴うものを除く）を行う作業場については、6カ月以内ごとに1回、定期に、当該作業場における空気中のダイオキシン類の濃度を測定しなければならない。 ○

A 455 □□
関係者以外の者の立ち入りが禁止されているのは、炭酸ガス濃度が1.5%を超える場所である。 ×

★
Q 456
害□□
【R5】

屋内作業場に多量の熱を放散する溶融炉があるときは、加熱された空気を直接屋外に排出し、又はその放射するふく射熱から労働者を保護する措置を講じなければならない。

★
Q 457
害□□
【R5】

硫化水素濃度が5ppmを超える場所には、関係者以外の者が立ち入ることを禁止し、かつ、その旨を見やすい箇所に表示しなければならない。

Q 458
害□□
【R1改】

ボイラー製造等強烈な騒音を発する場所は、労働安全衛生規則に基づき、関係者以外の者が立ち入ることを禁止しなければならない場所に該当する。

Q 459
害□□
【R1改】

病原体による汚染のおそれの著しい場所は、労働安全衛生規則に基づき、関係者以外の者が立ち入ることを禁止しなければならない場所に該当する。

Q 460
害□□
【R4】

坑内における気温は、原則として、37℃以下にしなければならない。

A 456 □□

屋内作業場に多量の熱を放散する溶融炉があるときは、加熱された空気を直接屋外に排出し、またはふく射熱から労働者を保護する措置を講じなければならない。 ○

A 457 □□

硫化水素濃度が100万分の10（10ppm）を超える場所は、関係者以外の者の立ち入りが禁止されている。 ×

A 458 □□

強烈な騒音を発する場所は、関係者以外の者が立ち入ることを禁止しなければならない場所に該当しない。 ×

A 459 □□

病原体による汚染のおそれの著しい場所は、関係者以外の者が立ち入ることを禁止しなければならない場所に該当する。 ○

A 460 □□

坑内における気温は、原則として、37℃以下にしなければならない。 ○

第12章 時間外労働の制限

★★
Q 461
害□□
【R3改】
多量の低温物体を取り扱う業務は、労働基準法に基づく時間外労働に関する協定を締結し、これを所轄労働基準監督署長に届け出る場合においても、労働時間の延長が１日２時間を超えてはならない。

★★
Q 462
害□□
【H28改】
鉛、水銀、一酸化炭素、その他これらに準ずる有害物の粉じん、蒸気又はガスを発散する場所における業務は、労働基準法に基づく時間外労働に関する協定を締結し、これを所轄労働基準監督署長に届け出る場合においても、労働時間の延長が１日２時間を超えてはならない。

★★
Q 463
害□□
【H26改】
ボイラー製造等強烈な騒音を発する場所における業務は、労働基準法に基づく時間外労働に関する協定を締結し、これを所轄労働基準監督署長に届け出る場合においても、労働時間の延長が１日２時間を超えてはならない。

★★
Q 464
害□□
【R1改】
病原体によって汚染された物を取り扱う業務は、労働基準法に基づく時間外労働に関する協定を締結し、これを所轄労働基準監督署長に届け出る場合においても、労働時間の延長が１日２時間を超えてはならない。

Q 465
害□□
【R1】
異常気圧下における業務は、労働基準法に基づく時間外労働に関する協定を締結し、これを所轄労働基準監督署長に届け出る場合においても、労働時間の延長が1日2時間を超えてはならない。

時間外労働の制限については、出題される知識がある程度絞れます。良く出る知識を集中的に覚えましょう。

A 461 □□

多量の低温物体を取り扱う業務は、労働時間の延長が１日２時間を超えてはならない。 ○

A 462 □□

鉛、水銀、一酸化炭素、その他これらに準ずる有害物の粉じん、蒸気またはガスを発散する場所における業務は、労働時間の延長が１日２時間を超えてはならない。 ○

A 463 □□

ボイラー製造等強烈な騒音を発する場所における業務は、労働時間の延長が１日２時間を超えてはならない。 ○

A 464 □□

病原体によって汚染された物を取り扱う業務は、労働時間の延長が１日２時間を超えてはならない業務に該当しない。 ×

A 465 □□

異常気圧下における業務は、労働時間の延長が１日２時間を超えてはならない。 ○

第13章 年少者および女性の就業制限

Q 466
害□□
【H27改】

超音波にさらされる業務は、労働基準法に基づき、満18歳に満たない者を就かせてはならない。

Q 467
害□□
【R5】

満18歳未満の者は、多量の低温物体を取り扱う業務に就かせてはならない。

★
Q 468
害□□
【H30】

満18歳未満の者は、土石、獣毛等のじんあい又は粉末を著しく飛散する場所における業務に就かせてはならない。

★★
Q 469
害□□
【H29改】

強烈な騒音を発する場所における業務は、労働基準法に基づき、満18歳に満たない者を就かせてはならない。

Q 470
害□□
【R5】

満18歳以上で産後8週間を経過したが1年を経過しない女性から、著しく暑熱な場所における業務に従事しない旨の申出があった場合には、当該業務に就かせてはならない。

Q 471
害□□
【R5】

満18歳以上で産後8週間を経過したが1年を経過しない女性から、さく岩機、鋲《びょう》打機等身体に著しい振動を与える機械器具を用いて行う業務に従事したい旨の申出があった場合には、当該業務に就かせることができる。

特に「女性にかかわる就業制限」については出題頻度が高く、言い回しが複雑な文章で出題される傾向があります。

A 466 □□

超音波にさらされる業務は、満18歳に満たない者を就かせてはならない業務に該当しない。 ×

A 467 □□

満18歳未満の者は、多量の低温物体を取り扱う業務および著しく寒冷な場所における業務に就かせてはならない。 ○

A 468 □□

満18歳未満の者は、土石、獣毛等のじんあいまたは粉末を著しく飛散する場所における業務に就かせてはならない。 ○

A 469 □□

満18歳未満の者は、強烈な騒音を発する場所における業務に就かせてはならない。 ○

A 470 □□

産後1年を経過しない女性から、著しく暑熱な場所における業務に従事しない旨の申出があった場合には、当該業務に就かせてはならない。 ○

A 471 □□

さく岩機、鋲打機等身体に著しい振動を与える機械器具を用いて行う業務は、従事したい旨の申し出の有無に関係なく、産婦（産後1年を経過しない女性）を就かせてはならない。 ×

★

Q 472 妊娠中の女性は、異常気圧下における業務に就かせてはならない。

害□□

【R5】

★

Q 473 20kgの重量物を継続作業として取り扱う業務は、全ての女性労働者について、就業が禁止されている。

害□□

【R2改】

★

Q 474 使用者は、満16歳以上満18歳未満の女性を、断続作業の場合は20kg以上、継続作業の場合は15kg以上の重量物を取り扱う業務に就かせてはならない。

害□□

【R3改】

★

Q 475 使用者は、満16歳未満の女性を、断続作業の場合は12kg以上、継続作業の場合は8kg以上の重量物を取り扱う業務に就かせてはならない。

害□□

【R3改】

★

Q 476 強烈な騒音を発する場所における業務は、全ての女性労働者について、就業が禁止されている。

害□□

【H30改】

A 472 □□

妊娠中の女性は、異常気圧下における業務に就かせてはならない。 ○

A 473 □□

20kgの重量物を継続作業として取り扱う業務は、全ての女性労働者について、就業が禁止されている。 ○

A 474 □□

満16歳以上満18歳未満の女性を断続作業の場合は25kg以上、継続作業の場合は15kg以上の重量物を取り扱う業務に就かせてはならない。 ×

A 475 □□

満16歳未満の女性を断続作業の場合は12kg以上、継続作業の場合は8kg以上の重量物を取り扱う業務に就かせてはならない。 ○

A 476 □□

全ての女性労働者について、就業が禁止されているのは、重量物を取り扱う業務と一定の有害物質を発散する場所における業務の2業務である。 ×

POINTマスター 関係法令 害

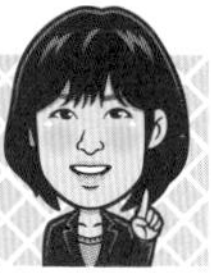

安全衛生管理体制

52 専任の衛生管理者と衛生工学衛生管理者

○専任の衛生管理者

常時使用する労働者が1,000人を超える場合

または

常時使用する労働者が500人を超え、かつ坑内労働または一定の有害業務に常時30人以上の労働者を従事させる場合

○衛生工学衛生管理者

常時使用する労働者が500人を超え、かつ坑内労働または一定の有害業務に常時30人以上の労働者を従事させる場合

○専任、衛生工学が必要な有害業務の比較

一定の有害業務	専任	衛生工学
高熱物体・暑熱	○	○
低温物体・寒冷	○	—
鉛、水銀等の有害物の粉じん、蒸気、ガス	○	○

53 作業主任者

作業主任者	資格	作業等
高圧室内	免許	高圧室内作業（潜函工法等圧気工法により大気圧を超える作業室、シャフト内部作業に限る）
エックス線・ガンマ線透過写真撮影	免許	●エックス線装置の使用、検査業務に係る作業（医療用、一部装置を除く） ●ガンマ線照射装置を用いる透過写真撮影作業
特定化学物質	技能講習	＊特定化学物質（第1・2・3類）を製造し、または取り扱う作業
酸素欠乏危険	技能講習	酸素欠乏危険場所における作業 例）長期間未使用の井戸等内部、石炭・鋼材等を入れてあるタンク等の内部、穀物・飼料の貯蔵や果菜の熟成等の使用サイロ・むろ等の内部、しょうゆ・酒類等を入れたことのあるタンク等の内部、ドライアイス使用で冷蔵・冷凍等を行う冷蔵庫等の内部など
有機溶剤	技能講習	＊有機溶剤等（第1・2・3種）を製造し、または取り扱う作業
鉛	技能講習	一定の業務に係る作業（遠隔操作によって行う隔離室におけるものを除く） →鉛ライニング業務、鉛化合物製造工程での鉛溶融業務など
四アルキル鉛等	技能講習	一定の四アルキル鉛等業務に係る作業（遠隔操作によって行う隔離室におけるものを除く）
石綿	技能講習	＊石綿等を取り扱う作業または石綿分析用試料等を製造する作業

＊：試験研究のため取り扱う作業を除く

機械等・有害物質に関する規制

54 厚生労働大臣が定める規格の具備が必要な機械等

①防じんマスク（ろ過材、面体を有するもの）

②防毒マスク

（ハロゲンガス、有機ガス、一酸化炭素、アンモニア、亜硫酸ガス用）

③電動ファン付き呼吸用保護具

④再圧室

⑤潜水器

⑥波高値による定格管電圧10キロボルト以上のエックス線装置（研究教育、薬事法上の医療用具除く）

⑦ガンマ線照射装置（薬事法上の医療用具除く）

⑧排気量40cm^3以上の内燃機関を内蔵するチェーンソー

55 定期自主検査

対象機械	頻度
全体換気装置	不要
局所排気装置、プッシュプル型換気装置 除じん装置、排ガス処理装置、排液処理装置で、厚生労働省令で定めるもの	1年以内ごとに1回
特定化学設備およびその附属施設	2年以内ごとに1回
ガンマ照射線装置で透過写真の撮影に用いられるもの	1カ月以内ごとに1回

結果記録：3年間保存

56 製造禁止物質と製造許可物質

製造禁止	製造許可
試験研究→労働局長の許可	厚生労働大臣の許可
①黄りんマッチ ②ベンジジン ③4-アミノジフエニル ④石綿（石綿分析用試料等を除く） ⑤4-ニトロジフェニル ⑥ビス（クロロメチル）エーテル ⑦ベータ-ナフチルアミン ⑧ベンゼンを含有するゴムのり	①ジクロルベンジジン ②アルファ-ナフチルアミン ③塩素化ビフェニル（PCB） ④オルト-トリジン ⑤ジアニシジン ⑥ベリリウム ⑦ベンゾトリクロリド ⑧石綿分析用試料等

57 特別の教育

十分な知識・技能を有していると認められる者は省略可能

義務付けられている主な業務	①チェーンソーを用いて行う立木の伐木、かかり木の処理または造材の業務 ②高圧室内作業に係る作業室への送気の調節を行うためのバルブまたはコックを操作する業務 ③潜水作業者への送気の調節を行うためのバルブまたはコックを操作する業務 ④再圧室を操作する業務 ⑤高圧室内作業に係る業務 ⑥施行令に掲げる酸素欠乏危険場所における作業に係る業務 ⑦エックス線装置またはガンマ線照射装置を用いて行う透過写真の撮影の業務 ⑧特定粉じん作業に係る業務 ⑨廃棄物焼却炉を有する廃棄物の焼却施設において、ばいじんおよび焼却灰その他の燃え殻を取り扱う業務 ⑩石綿等が使用されている建築物または工作物の解体等の作業、石綿等の封じ込めまたは囲い込みの作業に係る業務
記録	3年間保存

作業環境測定

58 作業環境測定を行うべき主な作業場

	作業場の種類	測定頻度
①	土石、岩石、鉱物、金属または炭素の粉じんを著しく発散する一定の屋内作業場（常時特定粉じん作業が行われる屋内作業場）	6カ月以内ごとに1回
2	暑熱、寒冷または多湿の屋内作業場	半月以内ごとに1回
3	著しい騒音を発する屋内作業場	6カ月以内ごとに1回
4	坑内の作業場 （1）気温が28℃を超える作業場	半月以内ごとに1回
	坑内の作業場 （2）通気設備のある作業場	半月以内ごとに1回
	坑内の作業場 （3）炭酸ガスが停滞する作業場	1カ月以内ごとに1回
5	中央管理方式の空気調和設備を設けている建築物の室で、事務所の用に供されるもの	2カ月以内ごとに1回
⑥	放射線業務を行う作業場のうち一定のもの	1カ月以内ごとに1回
⑦	特定化学物質（第1類・第2類）を製造し、または取り扱う屋内作業場	6カ月以内ごとに1回
	石綿等を取り扱い、もしくは試験研究のため製造する屋内作業場または石綿分析用試料等を製造する屋内作業場等	6カ月以内ごとに1回
⑧	一定の鉛業務を行う屋内作業場	1年以内ごとに1回
9	酸素欠乏危険場所において作業を行う場合の当該作業場	作業開始前ごと
⑩	有機溶剤（第1種・第2種）を製造し、または取り扱う屋内作業場	6カ月以内ごとに1回

（注）作業場の種類の欄の○印を付した番号の作業場は指定作業場のことである。

59 法令による特殊健康診断

種類	対象業務	実施頻度 ＊各期間以内ごとに1回実施
じん肺	粉じん作業 （じん肺法適用作業）	現従事者 管理区分 1：3年 管理区分 2,3：1年 過去従事者 管理区分 2：3年 管理区分 3：1年
高気圧	高圧室内業務、潜水業務	6カ月
電離放射線	放射線業務	6カ月
特定化学物質	特定化学物質第1、2（一部除く）類業務	原則として、6カ月（一部の検査は1年）
鉛	鉛業務	原則として、6カ月（一部の業務は1年）
有機溶剤等	有機溶剤業務（第3種はタンク等内部のみ）	原則として、6カ月
石綿	石綿粉じん発散場所での業務	6カ月
歯科特殊	塩酸、硝酸、硫酸、亜硫酸、弗化水素、黄りん業務	6カ月

結果報告書：提出義務あり

60 健康管理手帳の交付

特定の業務に従事し、要件に該当する労働者に対し、離職時や離職後、都道府県労働局長により交付される。

↓

国費により健康診断が受診できる

対象となる業務	交付要件
ベーターナフチルアミンを取り扱う業務	3カ月以上従事した者
ジアニシジンを取り扱う業務	3カ月以上従事した者
ビス（クロロメチル）エーテルを製造しまたは取り扱う業務	3年以上従事した者
塩化ビニルを重合する業務	4年以上従事した者
石綿等の製造または取扱いに伴い石綿の粉じんを発散する場所における業務	石綿等が吹き付けられた建築物の解体の作業に1年以上従事した者で、初めて石綿等の粉じんにばく露した日から10年以上経過しているもの
粉じん作業に係る業務	粉じん作業に従事した者で、じん肺管理区分が管理2または管理3の者

有機溶剤中毒予防規則

61 設備と呼吸用保護具

作業場		タンク等内部以外			タンク等内部					
					吹きつけ			吹きつけ以外		
有機溶剤の種類		1	2	3	1	2	3	1	2	3
設備	・密閉 ・局排 ・プッシュプル	●		—	●			●		●
	全換	×		—	×			×		
呼吸用保護具		—			—			—		※ 送気 or 防毒

●：いずれか設置　×：不可　－：不要

※：全換設置の場合のみ呼吸用保護具着用

62 有機溶剤の主な規定

種類	1種	2種	3種
物質	1.2-ジクロルエチレン、二硫化炭素	アセトン、キシレン、酢酸メチル、トルエン、ノルマルヘキサン、メタノールなど	ガソリン、コールタールナフサ、石油エーテルなど
表示	赤	黄	青
測定	6カ月以内ごとに1回 記録：3年間保存		不要
健康診断	原則として、6カ月以内ごとに1回 記録：5年間保存		タンク等内部業務のみ
	結果報告書：所轄労働基準監督署長へ		

特定化学物質障害予防規則

63 特定化学物質の主な規定

種類	1類 ＝製造許可	2類	3類
物質	ジクロルベンジジン、塩素化ビフェニル、ベリリウムなど	カドミウム、クロム酸、コールタール、重クロム酸、アクリロニトリル、エチレンオキシド、塩化ビニル、塩素、弗化水素、ベンゼン、ホルムアルデヒド、硫化水素など	アンモニア、塩化水素（塩酸)、硝酸、二酸化硫黄（亜硫酸)、硫酸など
設備	密閉、局排、プッシュプル：分類、物質ごとに規定		不要
測定	6カ月以内ごとに1回 記録：3年（特別管理30年）間保存		不要
健康診断	2類は一部 原則として、6カ月（一部1年）以内ごとに1回 記録：5年（特別管理30年）間保存		不要
	結果報告書：所轄労働基準監督署長へ		

64 用後処理

除じん	粒径に応じて：ろ過・電気・スクラバ・マルチサイクロン
排ガス	弗化水素、硫化水素、硫酸ジメチル
排液	アルキル水銀化合物、シアン化ナトリウム、硫酸など
残さい物、ぼろ	アルキル水銀化合物

65 酸素欠乏症等防止規則

<table>
<tr><th></th><th>1種
（酸素欠乏症のおそれ）</th><th>2種
（酸素欠乏症、硫化水素中毒のおそれ）</th></tr>
<tr><td>酸素欠乏危険場所</td><td>●石炭・鋼材等を入れてあるタンク等の内部
●穀物・飼料の貯蔵や果菜の熟成等の使用サイロ・むろ等の内部
●しょうゆ・酒類等を入れたことのあるタンク等の内部
●ドライアイス使用で冷蔵・冷凍等を行う冷蔵庫等の内部
など</td><td>●海水が滞留している熱交換器等の内部
●し尿、汚水等を入れたタンク、船倉
など</td></tr>
<tr><td rowspan="2">測定</td><td>酸素濃度</td><td>酸素濃度
硫化水素濃度</td></tr>
<tr><td colspan="2">作業開始前
記録：3年間保存</td></tr>
<tr><td rowspan="3">換気</td><td>酸素：18%以上</td><td>酸素：18%以上
硫化水素：100万分の10（10ppm）以下</td></tr>
<tr><td colspan="2">純酸素使用不可</td></tr>
<tr><td colspan="2">換気できない場合使用
●空気呼吸器　●酸素呼吸器　●送気マスク</td></tr>
<tr><td>健康診断</td><td colspan="2">実施義務なし</td></tr>
</table>

電離放射線障害防止規則

66 電離放射線の主な規定

種類	アルファ線、重陽子線、陽子線、ベータ線、電子線、中性子線、ガンマ線、エックス線
作業	エックス線装置等検査、荷電粒子を加速する装置使用、電離放射線の発生を伴う装置検査、ガンマ線照射装置を用いる透過写真撮影、原子炉運転など
管理区域	標識で明示、関係者以外立ち入り禁止 ①外部放射線による実効線量と空気中の放射性物質による実効線量との合計が3カ月につき1.3mSvを超えるおそれのある区域 ②放射性物質の表面密度が表面汚染限度の10分の1を超えるおそれのある区域
測定	原則1カ月以内ごとに1回 記録：5年間保存
健康診断	6カ月以内ごとに1回 記録：30年間保存
	結果報告書：所轄労働基準監督署長へ

67 特定粉じん作業の主な規定

特定粉じん作業：発生源が特定粉じん発生源である作業

主な特定粉じん発生源	①屋内において研磨材を用いて動力（手持式または可搬式動力工具によるものを除く）により、岩石、鉱物もしくは金属を研磨し、もしくはばり取りし、または金属を裁断する箇所 ②屋内において鉱物等、炭素原料またはアルミニウムはくを動力（手持式動力工具によるものを除く）により破砕し、粉砕し、またはふるいわける箇所 ③屋内においてセメント、フライアッシュまたは粉状の鉱石、炭素原料、炭素製品、アルミニウムもしくは酸化チタンを袋詰めする箇所 ④屋内において粉状の鉱石、炭素原料、またはこれらのものを含む物を混合し、混入し、または散布する箇所 ⑤屋内においてガラス、ほうろう、陶磁器、耐火物、けい藻土製品、研磨材、炭素製品を製造する工程で原料を混合する箇所 ⑥屋内において砂型を用いて鋳物を製造する工程で、型ばらし装置を用いて砂型を壊し、もしくは砂落としし、または動力（手持式動力工具によるものを除く）により砂を再生し、砂を混練し、もしくは鋳ばり等を削り取る箇所
設備	密閉、局排、プッシュプル、湿潤状態、除じん ：作業ごとに規定
測定	6カ月以内ごとに1回（屋内のみ） 記録：7年間保存
特別教育	実施
休憩設備	作業場以外の場所
清掃	毎日1回以上（屋内のみ）
作業主任者	不要

68 石綿の主な規定

作業記録	1カ月を超えない期間ごとに、労働者の氏名、作業概要、従事期間、汚染概要、応急措置概要等を記録し、当該労働者が常時当該作業に従事しないこととなった日から40年間保存
測定	6カ月以内ごとに1回 記録：40年間保存
健康診断	6カ月以内ごとに1回 記録：当該労働者が常時当該作業に従事しないこととなった日から40年間保存
	結果報告書：所轄労働基準監督署長へ
事業 廃止時	下記または写しを添えて所轄労働基準監督署長へ ●作業の記録 ●作業環境測定の記録 ●石綿健康診断個人票

69 じん肺健康診断

<table>
<tr><td>管理区分</td><td colspan="2">じん肺所見─┬ なし：管理1
　　　　　　└ あり：地方じん肺診査医の診断等から都道府県労働局長が管理区分を決定
管理2、管理3イロ、管理4
決定管理区分を事業者へ通知→事業者は労働者へ書面で通知（通知事実の書面3年間保存）</td></tr>
<tr><td rowspan="2">おもな措置</td><td>管理2or3で合併症</td><td rowspan="2">療養</td></tr>
<tr><td>管理4</td></tr>
</table>

有害作業環境の衛生基準

70 有害関連規定のまとめ

内燃機関		自然換気不十分→使用禁止
騒音	明示	強烈騒音発生屋内作業場→標識
	伝ぱ防止	強烈騒音発生屋内作業場→隔壁
	等価騒音レベル測定	著しい騒音発生屋内作業場 （①鋲打機、はつり機、鋳物型込機取り扱い②ロール機、圧延機等金属圧延、板まげ③チッパーでチップなど） 6カ月以内ごとに1回（記録：3年間保存）
立入禁止場所		①高熱物体・暑熱②低温物体・寒冷③有害光線・超音波④炭酸ガス1.5%超・酸素18%未満・硫化水素100万分の10（10ppm）超⑤ガス、蒸気、粉じん発散⑥有害物取り扱い⑦病原体汚染
気温・湿度・輻射熱測定		暑熱・寒冷・多湿屋内作業場 （①陶磁器、レンガ焼成②溶融金属運搬、鋳込み③溶融ガラス、ガラス製品成型など） 半月以内ごとに1回（記録：3年間保存）
休憩設備		暑熱・寒冷・多湿、有害ガス・蒸気・粉じん→作業場外設置
坑内気温		37℃以下

時間外労働の制限

71 時間外労働の制限

有害業務は労働時間の延長が1日2時間を超えてはならない

有害業務	①坑内労働②高熱物体・暑熱③低温物体・寒冷④有害放射線⑤じんあい、粉末⑥異常気圧⑦振動⑧重量物⑨騒音⑩有害物の粉じん、蒸気、ガス

年少者および女性の就業制限

72 年少者の就業制限

年少者を就業させてはならない業務

<table>
<tr><td colspan="3">坑内労働</td></tr>
<tr><td rowspan="8">危険有害業務</td><td>重量物</td><td>次の表に掲げる年齢および性の区分に応じ、それぞれの表に掲げる重量以上の重量物を取り扱う業務
<table>
<tr><th rowspan="2" colspan="2">年齢および性</th><th colspan="2">重量（kg）</th></tr>
<tr><th>断続作業</th><th>継続作業</th></tr>
<tr><td rowspan="2">満16歳未満</td><td>女</td><td>12</td><td>8</td></tr>
<tr><td>男</td><td>15</td><td>10</td></tr>
<tr><td rowspan="2">満16歳以上
満18歳未満</td><td>女</td><td>25</td><td>15</td></tr>
<tr><td>男</td><td>30</td><td>20</td></tr>
</table></td></tr>
<tr><td colspan="2">土石、獣毛等のじんあい等</td></tr>
<tr><td colspan="2">ラジウム放射線、エックス線等の有害放射線</td></tr>
<tr><td colspan="2">高熱物体・暑熱</td></tr>
<tr><td colspan="2">低温物体・寒冷</td></tr>
<tr><td colspan="2">異常気圧下</td></tr>
<tr><td colspan="2">振動</td></tr>
<tr><td colspan="2">騒音</td></tr>
</table>

73 女性の就業制限

<table>
<tr><td>妊娠中の女性</td><td colspan="2">有害業務（24業務）全部について就業禁止</td></tr>
<tr><td rowspan="2">産後1年を経過しない女性</td><td>申し出た場合に就業禁止</td><td>著しく寒冷な場所における業務、異常気圧下における業務など19業務</td></tr>
<tr><td>就業禁止</td><td>①重量物を取り扱う業務②一定の有害物質を発散する場所における業務③さく岩機、鋲打機等身体に著しい振動を与える業務</td></tr>
<tr><td>すべての女性</td><td colspan="2">①重量物を取り扱う業務
②一定の有害物質を発散する場所における業務</td></tr>
</table>

第1章 安全衛生管理体制

Q 477 □□ 【H25改】

労働安全衛生法は、労働基準法と相まって、労働災害の防止のための危害防止基準の確立、責任体制の明確化及び自主的活動の促進の措置を講ずる等その防止に関する総合的計画的な対策を推進することにより職場における労働者の安全と健康を確保するとともに、快適な職場環境の形成を促進することを目的とする。

★ **Q 478** □□ 【R4】

総括安全衛生管理者は、選任すべき事由が発生した日から14日以内に選任しなければならない。

★ **Q 479** □□ 【R4】

総括安全衛生管理者を選任したときは、遅滞なく、選任報告書を、所轄労働基準監督署長に提出しなければならない。

★ **Q 480** □□ 【R4】

常時200人以上の労働者を使用する各種商品小売業の事業場では、総括安全衛生管理者を選任しなければならない。

★ **Q 481** □□ 【R3改】

常時使用する労働者数が300人の医療業の事業場は、法令上、総括安全衛生管理者の選任が義務付けられていない。

★ **Q 482** □□ 【R4】

都道府県労働局長は、労働災害を防止するため必要があると認めるときは、総括安全衛生管理者の業務の執行について事業者に勧告することができる。

法令の中心となる分野です。規定内容を覚える基礎力に加え、設問の具体例に応じて解答を導いていく応用力が必要となります。

A 477 □□

この法律は、労働基準法と相まって、労働災害の防止のための危害防止基準の確立、責任体制の明確化および自主的活動の促進の措置を講ずる等その防止に関する総合的計画的な対策を推進することにより職場における労働者の安全と健康を確保するとともに、快適な職場環境の形成を促進することを目的とする。 ○

A 478 □□

総括安全衛生管理者は、選任すべき事由が発生した日から14日以内に選任しなければならない。 ○

A 479 □□

総括安全衛生管理者を選任したときは、遅滞なく、選任報告書を、所轄労働基準監督署長に提出しなければならない。 ○

A 480 □□

各種商品小売業は、常時使用する労働者数が300人以上の場合、総括安全衛生管理者を選任しなければならない。 ×

A 481 □□

医療業の事業場では、常時使用する労働者数が1,000人以上で、総括安全衛生管理者の選任が義務付けられている。300人では選任不要。 ○

A 482 □□

都道府県労働局長は、労働災害を防止するため必要があると認めるときは、総括安全衛生管理者の業務の執行について事業者に勧告することができる。 ○

★★
Q 483
□□
【R4】

総括安全衛生管理者は、事業場においてその事業の実施を統括管理する者又はこれに準ずる者を充てなければならない。

★
Q 484
□□
【H28改】

常時50人以上の労働者を使用する事業場の事業者は、衛生管理者を選任し、その者に総括安全衛生管理者が統括管理すべき業務のうち、衛生に係る技術的事項を管理させなければならない。

★★
Q 485
□□
【H28】

常時1,000人を超える労働者を使用する事業場では、衛生管理者のうち少なくとも１人を専任の衛生管理者としなければならない。

★★
Q 486
□□
【R5改】

常時600人の労働者を使用する各種商品小売業の事業場において、３人の衛生管理者のうち２人を事業場に専属で第一種衛生管理者免許を有する者のうちから選任し、他の１人を事業場に専属でない労働衛生コンサルタントから選任していることは、労働安全衛生法に違反していない。

★★
Q 487
□□
【H28】

常時50人以上の労働者を使用する医療業の事業場では、第二種衛生管理者免許を有する者のうちから衛生管理者を選任することができる。

★★
Q 488
□□
【R5改】

常時60人の労働者を使用する電気業の事業場において、第二種衛生管理者免許を有する者のうちから衛生管理者を１人選任していることは、労働安全衛生法に違反している。

A 483 □□
総括安全衛生管理者に充てることができるのは、事業場においてその事業の実施を統括管理する者である。これに準ずる者を充てることはできない。 ×

A 484 □□
常時50人以上の労働者を使用する事業場の事業者は、衛生管理者を選任し、その者に総括安全衛生管理者が統括管理すべき業務のうち、衛生に係る技術的事項を管理させなければならない。 ○

A 485 □□
常時使用する労働者数が1,000人を超える場合、衛生管理者のうち少なくとも１人は専任としなければならない。 ○

A 486 □□
常時使用する労働者数が500人を超え1,000人以下の事業場では、衛生管理者を３人以上選任しなければならない。また、２人以上の衛生管理者を選任する場合において、衛生管理者の中に労働衛生コンサルタントがいるときは、そのうち１人のみ専属でない労働衛生コンサルタントから選任することができる。 ○

A 487 □□
医療業の事業場では、第二種衛生管理者免許を有する者のうちから衛生管理者を選任することはできない。 ×

A 488 □□
電気業の事業場においては、第一種衛生管理者免許または衛生工学衛生管理者免許を有する者などから衛生管理者を選任しなければならないので、法令に違反している。なお、衛生管理者の選任数については、違反していない。 ○

★★
Q 489
□□
【H28】

衛生管理者は、少なくとも毎月１回作業場等を巡視し、設備、作業方法等に有害のおそれがあるときは、直ちに、労働者の健康障害を防止するために必要な措置を講じなければならない。

★★
Q 490
□□
【R3】

常時使用する労働者数が3,000人を超える事業場では、６人の衛生管理者のうち２人まで、事業場に専属でない労働衛生コンサルタントのうちから選任することができる。

★
Q 491
□□
【H28】

事業者は、衛生管理者に対し、衛生に関する措置をなし得る権限を与えなければならない。

★★
Q 492
□□
【H30改】

事業者は、衛生管理者に健康診断の実施その他健康の保持増進のための措置に関する業務のうち、衛生に係る技術的事項の管理を行わせる。

★★
Q 493
□□
【H29改】

事業者は、衛生管理者に衛生推進者の指揮に関する業務のうち、衛生に係る技術的事項の管理を行わせる。

★★
Q 494
□□
【H30改】

常時40人の労働者を使用する金融業の事業場において、衛生管理者は選任していないが、衛生推進者を１人選任していることは、労働安全衛生法に違反していない。

★★
Q 495
□□
【R1】

衛生管理者は、選任すべき事由が発生してから30日以内に選任しなければならない。

A 489 □□
衛生管理者が作業場等を定期巡視する頻度は、少なくとも毎週１回である。 ×

A 490 □□
常時使用する労働者数が3,000人を超える場合、選任する衛生管理者数は６人以上であり、このうち、１人については専属ではない労働衛生コンサルタントのうちから選任することができる。 ×

A 491 □□
事業者は、衛生管理者に対し、衛生に関する措置をなし得る権限を与えなければならない。 ○

A 492 □□
健康診断の実施その他健康の保持増進のための措置に関する業務のうち、衛生に係る技術的事項の管理は衛生管理者の業務である。 ○

A 493 □□
衛生推進者の指揮に関する業務のうち、衛生に係る技術的事項の管理は衛生管理者の業務ではない。 ×

A 494 □□
常時使用する労働者数が10人以上50人未満の金融業の事業場では衛生推進者を選任する必要がある。したがって労働安全衛生法に違反していない。 ○

A 495 □□
衛生管理者は、選任すべき事由が発生してから14日以内に選任しなければならない。 ×

★★
Q 496
□□
【H31】

常時1,000人を超え2,000人以下の労働者を使用する事業場では、4人以上の衛生管理者を選任しなければならない。

★
Q 497
□□
【R4】

常時使用する労働者数が50人以上の事業場において、厚生労働大臣の指定する者が行う産業医研修の修了者等の所定の要件を備えた医師であっても、当該事業場においてその事業の実施を統括管理する者は、産業医として選任することはできない。

★
Q 498
□□
【H30】

産業医は、選任すべき事由が発生した日から30日以内に選任しなければならない。

★
Q 499
□□
【H30】

常時3,000人を超える労働者を使用する事業場では、２人以上の産業医を選任しなければならない。

★
Q 500
□□
【H28】

常時1,000人以上の労働者を使用する事業場では、その事業場に専属の産業医を選任しなければならない。

★
Q 501
□□
【R4】

産業医が、事業者から、毎月１回以上、所定の情報の提供を受けている場合であって、事業者の同意を得ているときは、産業医の作業場等の巡視の頻度を、毎月１回以上から２か月に１回以上にすることができる。

A 496 □□ 常時1,000人を超え2,000人以下の労働者を使用する事業場では、4人以上の衛生管理者を選任しなければならない。 ○

A 497 □□ 常時使用する労働者数が50人以上の事業場においては、産業医を選任しなければならないが、当該事業場においてその事業の実施を統括管理する者は、産業医として選任することはできない。 ○

A 498 □□ 産業医は、選任すべき事由が発生した日から14日以内に選任しなければならない。 ×

A 499 □□ 常時使用する労働者数が3,000人を超える場合、産業医を2人以上選任しなければならない。 ○

A 500 □□ 常時使用する労働者数が1,000人以上の場合、専属の産業医を選任しなければならない。 ○

A 501 □□ 産業医は、少なくとも毎月1回作業場等を巡視しなければならない。ただし、産業医が、事業者から、毎月1回以上、衛生管理者が行う巡視の結果等所定の情報の提供を受けている場合であって、事業者の同意を得ているときは、巡視の頻度を少なくとも2カ月に1回以上とすることができる。 ○

★
Q 502
□□
【H31改】
「作業環境の維持管理に関すること」のうち、医学に関する専門的知識を必要とするものについては、産業医の職務として法令に定められている。

★
Q 503
□□
【H31改】
「安全衛生に関する方針の表明に関すること」のうち医学に関する専門的知識を必要とするものについては、産業医の職務として法令に定められている。

Q 504
□□
【R3】
産業医は、衛生委員会に対して労働者の健康を確保する観点から必要な調査審議を求めることができる。

★
Q 505
□□
【R3】
事業者は、専属の産業医が旅行、疾病、事故その他やむを得ない事由によって職務を行うことができないときは、代理者を選任しなければならない。

★
Q 506
□□
【H27】
衛生委員会は、工業的業種の事業場では常時50人以上、非工業的業種の事業場では常時100人以上の労働者を使用する事業場において設置しなければならない。

★
Q 507
□□
【H27】
衛生委員会及び安全委員会の設置に代えて安全衛生委員会として設置することはできない。

★★
Q 508
□□
【R2】
衛生委員会の議長を除く全委員は、事業場に労働者の過半数で組織する労働組合がないときは、労働者の過半数を代表する者の推薦に基づき指名しなければならない。

A 502 □□

「作業環境の維持管理に関すること」のうち医学に関する専門的知識を必要とするものは産業医の職務である。 ○

A 503 □□

「安全衛生に関する方針の表明に関すること」のうち医学に関する専門的知識を必要とするものについては、産業医の職務として法令に定められていない。 ×

A 504 □□

産業医は、衛生委員会に対して労働者の健康を確保する観点から必要な調査審議を求めることができる。 ○

A 505 □□

産業医については、代理者を選任しなければならないとする規定はない。 ×

A 506 □□

衛生委員会は、業種にかかわらず、常時50人以上の労働者を使用する事業場において設置しなければならない。 ×

A 507 □□

衛生委員会と安全委員会は、両者を兼ねて安全衛生委員会として設置することができる。 ×

A 508 □□

衛生委員会の議長を除く委員の半数は、当該事業場に労働者の過半数で組織する労働組合がないときは、労働者の過半数を代表する者の推薦に基づき指名しなければならない。 ×

★★
Q 509 □□ 【R5】
衛生委員会の議長は、衛生管理者である委員のうちから、事業者が指名しなければならない。

★★
Q 510 □□ 【H30】
衛生委員会における議事の概要は、委員会開催の都度、遅滞なく、所定の方法によって労働者に周知させなければならない。

★★
Q 511 □□ 【R5】
衛生委員会は、毎月１回以上開催するようにし、議事で重要なものに係る記録を作成して、これを５年間保存しなければならない。

★★
Q 512 □□ 【H26】
衛生委員会の付議事項には、長時間にわたる労働による労働者の健康障害の防止を図るための対策の樹立に関することが含まれる。

★★
Q 513 □□ 【R5】
衛生管理者として選任しているが事業場に専属でない労働衛生コンサルタントを、衛生委員会の委員として指名することはできない。

★★
Q 514 □□ 【R1】
衛生委員会の委員として、事業場に専属でない産業医を指名することはできない。

★★
Q 515 □□ 【R5】
当該事業場の労働者で、作業環境測定を実施している作業環境測定士を衛生委員会の委員として指名することができる。

A 509 □□

衛生委員会の議長は、総括安全衛生管理者または事業の実施を統括管理する者、もしくはこれに準ずる者のうちから事業者が指名した者である。 ×

A 510 □□

衛生委員会における議事の概要は、委員会開催の都度、遅滞なく、所定の方法によって労働者に周知させなければならない。 ○

A 511 □□

衛生委員会は、毎月1回以上開催し、重要な議事に係る記録を作成して、3年間保存しなければならない。 ×

A 512 □□

長時間にわたる労働による労働者の健康障害の防止を図るための対策の樹立に関することは、衛生委員会の付議事項に含まれる。 ○

A 513 □□

衛生管理者として選任されている労働衛生コンサルタントが専属でなくても衛生委員会の委員として指名することができる。 ×

A 514 □□

衛生委員会の委員として指名する産業医は、その事業場に専属の者でなくてもよい。 ×

A 515 □□

当該事業場の労働者で、作業環境測定を実施している作業環境測定士であるものを衛生委員会の委員として指名することができる。 ○

第2章 安全衛生教育

★★
Q 516
□□
【R4改】

１か月以内の期間を定めて雇用する者については、危険又は有害な業務に従事する者を除き、雇入れ時の安全衛生教育を省略することができる。

★★
Q 517
□□
【R2改】

雇入れ時の安全衛生教育では、教育事項の全部又は一部に関し十分な知識及び技能を有していると認められる労働者については、当該事項についての教育を省略することができる。

★★
Q 518
□□
【H22】

労働者の作業内容を変更したときは、当該労働者に対し、その従事する業務に関する安全衛生教育を行わなければならない。

★★
Q 519
□□
【R3改】

常時使用する労働者数が10人未満である事業場では、雇入れ時の安全衛生教育を省略することができる。

★
Q 520
□□
【H22改】

雇入れ時の安全衛生教育の教育事項のうち、従事させる業務に関して発生するおそれのある疾病の原因及び予防に関することは、事業場の業種にかかわらず教育が必要な事項とされている。

★★
Q 521
□□
【H25改】

百貨店など各種商品小売業の事業場においては、雇入れ時の安全衛生教育における教育事項のうち、「作業開始時の点検に関すること」についての教育を省略することができる。

第二種衛生管理者試験では、出題頻度の高い分野です。教育が必要な業務について細かいところまで押さえましょう。

A 516 □□
雇入れ時の安全衛生教育は、労働者を雇い入れた場合、必ず実施しなければならない。期間を定めて使用される労働者に対して省略することができるといった規定はない。 ×

A 517 □□
教育を行うべき事項に関し、十分な知識および技能を有していると認められる労働者については、当該事項についての教育を省略することができる。 ○

A 518 □□
作業内容を変更した場合も雇入れ時と同様に安全衛生教育を実施しなければならない。 ○

A 519 □□
雇入れ時の安全衛生教育は、労働者を雇い入れた場合、必ず実施しなければならない。事業場の規模に応じた省略規定はない。 ×

A 520 □□
「従事させる業務に関して発生するおそれのある疾病の原因および予防に関すること」は、全業種で教育しなければならない事項である。 ○

A 521 □□
百貨店などの各種商品小売業は、「作業開始時の点検に関すること」についての教育を省略することはできない。 ×

★★
Q 522
□□
【R3改】

飲食業の事業場においては、雇入れ時の安全衛生教育における教育事項のうち、「作業手順に関すること」についての教育を省略することができる。

★★
Q 523
□□
【H28改】

金融業の事業場では、雇入れ時の安全衛生教育における教育事項のうち、「事故時等における応急措置及び退避に関すること」についての教育を省略することはできない。

★
Q 524
□□
【R3改】

雇入れ時の安全衛生教育を行ったときは、教育の受講者、科目等の記録を作成し、1年間保存しなければならない。

★★
Q 525
□□
【H30改】

病院など医療業の事業場においては、雇入れ時の安全衛生教育における教育事項のうち、「作業開始時の点検に関すること」についての教育を省略することができる。

A 522 □□ 飲食業は、「作業手順に関すること」についての教育を省略することができる。 ○

A 523 □□ 金融業の事業場では、「事故時等における応急措置及び退避に関すること」についての教育を省略することはできない。 ○

A 524 □□ 雇入れ時の安全衛生教育には、記録の作成・保存義務はない。 ×

A 525 □□ 病院など医療業の事業場においては、「作業開始時の点検に関すること」についての教育を省略することができる。 ○

第3章 健康の保持増進のための措置

★★
Q 526
□□
【R4改】

定期健康診断項目のうち、自覚症状の有無の検査については、厚生労働大臣が定める基準に基づき、医師が必要でないと認めるときに省略することができる。

★★
Q 527
□□
【H30改】

定期健康診断項目のうち、肝機能検査については、厚生労働大臣が定める基準に基づき、医師が必要でないと認めるときに省略することができる。

★★
Q 528
□□
【R3改】

常時40人の労働者を使用する事業場において、定期健康診断の結果について、所轄労働基準監督署長に報告を行っていないことは、法令に違反しない。

★★
Q 529
□□
【H22改】

定期健康診断の結果に基づき、健康診断個人票を作成して、３年間保存しなければならない。

★
Q 530
□□
【R5】

定期健康診断を受けた労働者に対し、健康診断を実施した日から３か月以内に、当該健康診断の結果を通知しなければならない。

★★
Q 531
□□
【R5】

深夜業を含む業務に常時従事する労働者に対し、６か月以内ごとに１回、定期に、健康診断を行わなければならないが、胸部エックス線検査については、１年以内ごとに１回、定期に、行うことができる。

衛生管理者にとって最も関連が深く、基本知識を身につけておかなければならない重要分野です。確実に押さえましょう。

A 526 □□
定期健康診断では、厚生労働大臣が定める基準に基づき、医師が必要でないと認める場合、省略することができる項目があるが、自覚症状の有無の検査は該当しない。 ×

A 527 □□
肝機能検査は、厚生労働大臣が定める基準に基づき、医師が必要でないと認める場合、省略することができる項目に該当する。 ○

A 528 □□
定期健康診断結果報告書を所轄労働基準監督署長に提出しなければならないのは、常時50人以上の労働者を使用する事業場である。 ○

A 529 □□
定期健康診断を実施した場合、健康診断個人票を作成し、5年間保存しなければならない。 ×

A 530 □□
定期健康診断を受けた労働者（全員）に対し、遅滞なく、当該健康診断の結果を通知しなければならない。 ×

A 531 □□
深夜業を含む業務など労働衛生上有害な業務に従事する労働者に対しては、定期健康診断を6カ月以内ごとに1回実施しなければならないが、胸部エックス線検査については1年以内ごとに1回でよい。 ○

★★ **Q532** □□ 【H23改】

定期健康診断の項目に異常の所見があると診断された労働者については、その結果に基づき、健康診断が行われた日から6か月以内に、健康の保持のために必要な措置について医師の意見を聴かなければならない。

★★ **Q533** □□ 【H31改】

医師による健康診断を受けた後6か月を経過しない者を雇い入れる場合、その健康診断の結果を証明する書面の提出があったときは、その健康診断の項目に相当する雇入時の健康診断の項目は省略することができる。

★★ **Q534** □□ 【H28】

雇入時の健康診断では、40歳未満の者について医師が必要でないと認めるときは、貧血検査、肝機能検査等一定の検査項目を省略することができる。

★★ **Q535** □□ 【R4】

雇入時の健康診断の結果に基づき、健康診断個人票を作成して、これを5年間保存しなければならない。

★★ **Q536** □□ 【H30】

雇入時の健康診断の結果については、その対象労働者数が50人以上となるときには、事業場の規模にかかわらず、所轄労働基準監督署長に報告しなければならない。

★ **Q537** □□ 【R5】

雇入時の健康診断の項目のうち、聴力の検査は、1,000Hz及び4,000Hzの音について行わなければならない。

Q538 □□ 【H31】

雇入時の健康診断の項目には、血糖検査が含まれているが、血液中の尿酸濃度の検査は含まれていない。

A 532 □□

定期健康診断で異常所見があると診断された労働者は、健康診断が行われた日から3カ月以内に健康を保持するために必要な措置について医師の意見を聴かなければならない。 ×

A 533 □□

健康診断を受けたあと3カ月を経過しない者を雇い入れる場合、その健康診断の結果を証明する書面を提出することで、その健康診断の項目に相当する雇入れ時の健康診断の項目を省略することができる。 ×

A 534 □□

雇入れ時の健康診断では、医師の判断により省略できる項目はない。 ×

A 535 □□

雇入れ時の健康診断個人票の保存期間は、5年間である。 ○

A 536 □□

雇入れ時の健康診断の結果は、使用する労働者数にかかわらず、所轄労働基準監督署長といった行政官庁に報告する義務はない。 ×

A 537 □□

雇入れ時の健康診断の項目として、既往歴および業務歴の調査、1,000Hzおよび4,000Hzの音に係る聴力の検査、腹囲の検査などがある。 ○

A 538 □□

雇入れ時の健康診断の項目には、血糖検査が含まれているが、血液中の尿酸濃度の検査は含まれていない。 ○

★★
Q 539
□□
【R4】
事業場において実施した雇入時の健康診断の項目に異常の所見があると診断された労働者については、その結果に基づき、健康を保持するために必要な措置について、健康診断が行われた日から３か月以内に、医師の意見を聴かなければならない。

★
Q 540
□□
【R3】
海外に６か月以上派遣して帰国した労働者について、国内の業務に就かせるとき、一時的な就業の場合を除いて、海外派遣労働者健康診断を行っていることは、法令に違反しない。

★
Q 541
□□
【R5】
面接指導を行う医師として事業者が指定することのできる医師は、当該事業場の産業医に限られる。

★★
Q 542
□□
【H28】
事業者は、面接指導の結果に基づき、労働者の健康を保持するため必要な措置について、面接指導実施日から３か月以内に、医師の意見を聴かなければならない。

★★
Q 543
□□
【H27】
労働者は、事業者の指定した医師による面接指導を希望しない場合は、他の医師の行う面接指導を受け、その結果を証明する書面を事業者に提出することができる。

★★
Q 544
□□
【R5】
事業者は、面接指導の結果に基づき、当該面接指導の結果の記録を作成して、これを３年間保存しなければならない。

★
Q 545
□□
【H29】
医師は、対象となる労働者の面接指導を行うに当たり、勤務の状況、疲労の蓄積の状況の他、心身の状況について確認を行う。

A 539 □□
健康診断に基づく医師等からの意見聴取は、健康診断が行われた日から3カ月以内に行わなければならない。 ○

A 540 □□
海外に6カ月以上派遣して帰国した労働者を国内の業務に就かせるとき（一時的な就業の場合を除く）、海外派遣労働者健康診断を行わなければならない。 ○

A 541 □□
事業場の産業医に限らず、他の医師を面接指導を行う医師として指定することができる。 ×

A 542 □□
事業者は、面接指導の結果に基づき、労働者の健康を保持するために必要な措置について、面接指導実施後遅滞なく、医師の意見を聴かなければならない。 ×

A 543 □□
労働者は、事業者の指定した医師による面接指導を希望しない場合は、他の医師の行う面接指導を受け、その結果を証明する書面を事業者に提出することができる。 ○

A 544 □□
面接指導の結果に基づいて作成した記録の保存期間は、5年間である。 ×

A 545 □□
医師は、対象となる労働者の面接指導を行うに当たり、勤務の状況、疲労の蓄積の状況の他、心身の状況について確認を行う。 ○

★
Q 546
□□
【R4】
労働者に対するストレスチェックの事項は、「職場における当該労働者の心理的な負担の原因」、「当該労働者の心理的な負担による心身の自覚症状」及び「職場における他の労働者による当該労働者への支援」に関する項目である。

Q 547
□□
【R3】
事業者は、ストレスチェックの結果が、衛生管理者及びストレスチェックを受けた労働者に通知されるようにしなければならない。

★
Q 548
□□
【R3】
常時50人以上の労働者を使用する事業場においては、6か月以内ごとに1回、定期に、ストレスチェックを行わなければならない。

★
Q 549
□□
【R5】
事業者は、面接指導の対象となる要件に該当する労働者から面接指導を受ける旨の申出があったときは、申出の日から3か月以内に、面接指導を行わなければならない。

★
Q 550
□□
【R3】
事業者は、面接指導の結果に基づき、当該労働者の健康を保持するため必要な措置について、面接指導が行われた日から3か月以内に、医師の意見を聴かなければならない。

★
Q 551
□□
【R3】
事業者は、医師による面接指導の結果に基づき、当該面接指導の結果の記録を作成して、これを3年間保存しなければならない。

Q 552
□□
【R4】
事業者は、面接指導を実施するため、タイムカードによる記録等の客観的な方法その他の適切な方法により、労働者の労働時間の状況を把握しなければならない。

A 546 □□ ストレスチェックの事項は、①職場における当該労働者の心理的な負担の原因に関する項目、②当該労働者の心理的な負担による心身の自覚症状に関する項目、③職場における他の労働者による当該労働者への支援に関する項目である。 ○

A 547 □□ 事業者は、ストレスチェックを受けた労働者に対し、ストレスチェックを行った医師等から結果が通知されるようにしなければならない。 ×

A 548 □□ 常時50人以上の労働者を使用する事業場は、1年以内ごとに1回、定期に、ストレスチェックを行わなければならない。 ×

A 549 □□ 対象となる労働者から申出があったときは、遅滞なく、面接指導を行わなければならない。 ×

A 550 □□ 医師からの意見聴取は、面接指導が行われた後、遅滞なく行わなければならない。 ×

A 551 □□ 面接指導の結果に基づき、その面接指導の結果の記録を作成して、5年間保存しなければならない。 ×

A 552 □□ 面接指導を実施するため、タイムカードによる記録等の客観的な方法等により、労働時間の状況を把握しなければならない。 ○

第4章 衛生基準関係法令

★★
Q 553
□□
【H29改】

ねずみ、昆虫等の発生場所、生息場所及び侵入経路並びにねずみ、昆虫等による被害の状況について、6か月以内ごとに1回、定期に、統一的に調査を実施し、その調査結果に基づき、必要な措置を講じていることは、衛生基準に違反していない。

★★
Q 554
□□
【R5改】

60人の労働者を常時就業させている屋内作業場の気積を、設備の占める容積及び床面から3mを超える高さにある空間を除き600m^3となっていることは、衛生基準に違反していない。

★★
Q 555
□□
【R5改】

事業場に附属する食堂の床面積を、食事の際の1人について、0.8m^2としていることは、衛生基準に違反していない。

★★
Q 556
□□
【R5改】

労働衛生上の有害業務を有しない事業場において、窓その他の開口部の直接外気に向って開放することができる部分の面積が、常時床面積の25分の1である屋内作業場に、換気設備を設けていないことは、衛生基準に違反していない。

★★
Q 557
□□
【R1改】

事業場に附属する食堂の炊事従業員について、専用の便所を設けているほか、一般従業員と共用の休憩室を設けていることは、衛生基準に違反していない。

範囲が広く覚える内容が多いのですが、暗記系ですので、確実に得点につなげたい分野です。

A 553 □□

ねずみ、昆虫等の発生場所等について、6カ月以内ごとに1回、定期に、統一的に調査を実施し、当該調査の結果に基づき、発生を防止するため必要な措置を講じなければならない。設問は条件を満たしているため衛生基準に違反していない。 ○

A 554 □□

室の容積（気積）は、設備の占める容積および床面から4mを超える高さの空間を除き、労働者1人当たり10m^3以上としなければならない。設問の場合、必要な室の容積は、60人×10m^3＝600m^3以上であり、条件を満たしているため衛生基準に違反していない。 ○

A 555 □□

食堂の床面積は、食事の際の1人について、1m^2以上としなければならない。設問は約0.8m^2とあり、条件を満たしていないため衛生基準に違反している。 ×

A 556 □□

換気設備を設けていない屋内作業場の場合、窓等の直接外気に向かって開放することができる部分の面積が、常時床面積の1/20以上になるようにしなければならない。設問は1/25とあり、条件を満たしていないため衛生基準に違反している。 ×

A 557 □□

事業場に附属する食堂または炊事場の炊事従業員については便所だけでなく、休憩室も専用のものを設けなければならないため、衛生基準に違反している。 ×

★★ Q 558 □□【R5改】

常時男性５人と女性35人の労働者を使用している事業場で、男女共用の休憩室のほかに、女性用の臥《が》床することのできる休養室を設けているが、男性用の休養室や休養所を設けていないことは衛生基準に違反していない。

★★ Q 559 □□【R4改】

日常行う清掃のほか、１年以内ごとに１回、定期に、統一的に大掃除を行っていることは、衛生基準に違反していない。

★★ Q 560 □□【H29】

事務室の照明設備については、６か月以内ごとに１回、定期に点検しなければならない。

★★ Q 561 □□【H29改】

労働者を常時就業させる場所の作業面の照度を、精密な作業については350ルクス、粗な作業については150ルクスとしていることは、衛生基準に違反していない。

Q 562 □□【H30改】

事業場に附属する炊事場の入口には、土足のまま立ち入ることができるように、洗浄剤を含浸させたマットを設置していることは、衛生基準に違反していない。

★ Q 563 □□【R2改】

空気調和設備又は機械換気設備を設けている場合は、室に供給される空気が、１気圧、温度25℃とした場合の当該空気中に占める二酸化炭素の含有率が100万分の1,000以下となるように、当該設備を調整しなければならない。

A 558 □□

常時50人以上または常時女性30人以上の労働者を使用するときに設ける休養室等は、男女別にそれぞれ設けなければならない。設問は、男性用の休養室等を設けていないため、衛生基準に違反している。 ×

A 559 □□

日常行う清掃のほか、大掃除を6カ月以内ごとに1回、定期に、統一的に行わなければならないため、衛生基準に違反している。 ×

A 560 □□

事務室の照明設備は、6カ月以内ごとに1回、定期に点検しなければならない。 ○

A 561 □□

常時精密な作業をする場所の作業面の照度は、300ルクス以上、粗な作業をする場所の作業面の照度は、70ルクス以上としなければならない。設問は条件を満たしているため、衛生基準に違反していない。 ○

A 562 □□

事業場に附属する炊事場には、炊事場専用の履物を備え、土足のまま立ち入らせないこととされているため、衛生基準に違反している。 ×

A 563 □□

空気調和設備または機械換気設備を設けている場合は、室に供給される空気については、1気圧、温度25℃とした場合の当該空気中に占める二酸化炭素の含有率が100万分の1,000以下となるように、当該設備を調整しなければならない。 ○

★★

Q 564 □□ 【R5改】

機械による換気のための設備については、3か月以内ごとに1回、定期に、異常の有無を点検しなければならない。

★★

Q 565 □□ 【R4】

中央管理方式の空気調和設備を設けた建築物内の事務室については、空気中の一酸化炭素及び二酸化炭素の含有率を、6か月以内ごとに1回、定期に、測定しなければならない。

★★

Q 566 □□ 【R5】

燃焼器具を使用するときは、発熱量が著しく少ないものを除き、1か月以内ごとに1回、定期に、異常の有無を点検しなければならない。

★★

Q 567 □□ 【R5】

空気調和設備内に設けられた排水受けについては、原則として、2か月以内ごとに1回、定期に、その汚れ及び閉塞の状況を点検しなければならない。

★

Q 568 □□ 【H30改】

空気調和設備を設けている場合は、室の気温が18℃以上28℃以下及び相対湿度が40%以上70%以下になるように努めなければならない。

★★

Q 569 □□ 【R5】

空気調和設備の加湿装置については、原則として、2か月以内ごとに1回、定期に、その汚れの状況を点検しなければならない。

A 564 □□ 機械による換気のための設備については、2カ月以内ごとに1回、定期に異常の有無を点検しなければならない。 ×

A 565 □□ 中央管理方式の空気調和設備を設けた建築物内の事務室における作業環境測定は、2カ月以内ごとに1回、定期に実施しなければならない。 ×

A 566 □□ 燃焼器具を使用するときは、発熱量が著しく少ないものを除き、毎日、異常の有無を点検しなければならない。 ×

A 567 □□ 空気調和設備内に設けられた排水受けについては、原則として、1カ月以内ごとに1回、定期に、その汚れおよび閉塞の状況を点検し、必要に応じ、その清掃等を行わなければならない。 ×

A 568 □□ 空気調和設備を設けている場合は、室の気温が18℃以上28℃以下および相対湿度が40%以上70%以下になるように努めなければならない。 ○

A 569 □□ 空気調和設備の加湿装置については、原則として、1カ月以内ごとに1回、定期に、その汚れの状況を点検し、必要に応じ、その清掃等を行わなければならない。 ×

第5章 労働時間・休憩・休日

Q 570 □□ 【H27】

時間外・休日労働に関する労使協定には、労働協約による場合を除き、有効期間の定めをする必要がある。

★

Q 571 □□ 【R5】

１日８時間を超えて労働させることができるのは、時間外労働の労使協定を締結し、これを所轄労働基準監督署長に届け出た場合に限られている。

★★

Q 572 □□ 【R3】

所定労働時間が７時間30分である事業場において、延長する労働時間が１時間であるときは、少なくとも45分の休憩時間を労働時間の途中に与えなければならない。

★

Q 573 □□ 【R3】

労働時間に関する規定の適用については、事業場を異にする場合は労働時間を通算しない。

★★

Q 574 □□ 【H28】

監督又は管理の地位にある者及び機密の事務を取り扱う者については、年次有給休暇に関する規定は適用されない。

★★

Q 575 □□ 【H28】

監視又は断続的労働に従事する労働者であって、所轄労働基準監督署長の許可を受けたものについては、労働時間、休憩及び休日に関する規定は適用されない。

Q 576 □□ 【R5】

機密の事務を取り扱う労働者に対する労働時間に関する規定の適用の除外については、所轄労働基準監督署長の許可を受けなければならない。

労働時間の原則をきちんと理解したうえで、労働時間等の規定の適用除外になる者などの例外を押さえましょう。

A 570 □□

時間外・休日労働に関する労使協定には、労働協約による場合を除き、有効期間の定めをする必要がある。 ○

A 571 □□

災害時・公務により臨時の必要がある場合においても法定労働時間（1週40時間、1日8時間）を超えて労働させることができる。 ×

A 572 □□

所定労働時間が7時間30分である事業場において、延長する労働時間が1時間であるときは、少なくとも1時間の休憩時間を与えなければならない。 ×

A 573 □□

労働時間に関する規定の適用については、事業場を異にする場合においても労働時間を通算する。 ×

A 574 □□

監督または管理の地位にある者および機密の事務を取り扱う者について、休暇に関する規定は適用される。 ×

A 575 □□

監視または断続的労働に従事する者については、所轄労働基準監督署長の許可を受けた場合、労働時間等に関する規定は適用されない。 ○

A 576 □□

機密の事務を取り扱う者については、所轄労働基準監督署長の許可を受けなくても労働時間等に関する規定は適用されない。 ×

第6章 変形労働時間制等

★
Q 577
□□
【H28改】

1か月単位の変形労働時間制を採用した場合には、この制度に関する定めにより特定された週又は日において1週40時間又は1日8時間を超えて労働させることができる。

★
Q 578
□□
【H28改】

1か月単位の変形労働時間制を採用する場合には、労使協定又は就業規則により、1か月以内の一定の期間を平均し1週間当たりの労働時間が40時間を超えないこと等、この制度に関する定めをする必要がある。

★★
Q 579
□□
【H28改】

常時使用する労働者数が10人以上の規模の事業場において、1か月単位の変形労働時間制に関する定めをした労使協定は所轄労働基準監督署長に届け出る必要はないが、就業規則は届け出る必要がある。

★
Q 580
□□
【H25改】

1か月単位の変形労働時間制を採用した場合であっても、妊娠中又は産後1年を経過しない女性については、法定労働時間を超えて延長する労働時間は1日について2時間以内に限られている。

★★
Q 581
□□
【H28改】

1か月単位の変形労働時間制で労働させる場合には、育児を行う者等特別な配慮を要する者に対して、これらの者が育児等に必要な時間を確保できるような配慮をしなければならない。

法定労働時間の基礎知識と組み合わせて長文で出題される場合があります。妊産婦の保護規定も併せて学習すると良いでしょう。

A 577 □□

1カ月単位の変形労働時間制を採用した場合には、この制度に関する定めにより特定された週または日において1週40時間または1日8時間を超えて労働させることができる。 ○

A 578 □□

1カ月単位の変形労働時間制を採用する場合には、労使協定か就業規則のいずれかに、この制度に関する定めをする必要がある。 ○

A 579 □□

1カ月単位の変形労働時間制に関する定めをした労使協定、就業規則はどちらも所轄労働基準監督署長に届け出る必要がある。 ×

A 580 □□

1カ月単位の変形労働時間制を採用した場合でも、妊娠中または産後1年を経過しない女性（管理監督者等は除く）から請求がない場合には法定労働時間を超えて労働させることができ、その際に延長する労働時間に制限はない。 ×

A 581 □□

1カ月単位の変形労働時間制で労働させる場合には、育児を行う者等特別な配慮を要する者に対して、これらの者が育児等に必要な時間を確保できるような配慮をしなければならない。 ○

★
Q 582
□□
【H30改】

常時使用する労働者数が10人以上の規模の事業場において、フレックスタイム制を採用するためには、就業規則により始業及び就業の時刻を労働者の決定に委ねる旨を定め、かつ、労使協定により対象となる労働者の範囲、清算期間、清算期間における総労働時間等を定める必要がある。

★★
Q 583
□□
【R3】

フレックスタイム制の清算期間は、6か月以内の期間に限られる。

★
Q 584
□□
【H30改】

フレックスタイム制に係る労使協定は、清算期間が1か月以内のものであるときは、所轄労働基準監督署長に届け出る必要はない。

A 582 □□

常時使用する労働者数が10人以上の規模の事業場において、フレックスタイム制を採用するためには、就業規則により始業および就業の時刻を労働者の決定に委ねる旨を定め、かつ、労使協定により対象となる労働者の範囲、清算期間、清算期間における総労働時間等を定める必要がある。 ○

A 583 □□

フレックスタイム制の清算期間は、3カ月以内の期間に限るものとする。 ×

A 584 □□

フレックスタイム制に係る労使協定は、清算期間が1カ月以内のものであるときは、所轄労働基準監督署長に届け出る必要はない。 ○

第7章 年次有給休暇

★
Q 585
□□
【H30改】

年次有給休暇の期間については、原則として、最低賃金又は平均賃金の100分の60の額の手当を支払わなければならない。

★★
Q 586
□□
【H29改】

週所定労働時間が30時間以上の労働者で、雇入れの日から起算して6年6か月継続勤務し、直近の1年間に、全労働日の8割以上出勤した労働者に新たに与えなければならない年次有給休暇の日数は、18日である。

★
Q 587
□□
【R4改】

週所定労働時間が25時間、週所定労働日数が4日である労働者であって、雇入れの日から起算して3年6か月継続勤務し、直前の1年間に全労働日の8割以上出勤した労働者に対して、その後1年間に新たに与えなければならない年次有給休暇日数は、10日である。

★★
Q 588
□□
【H30】

労働者の過半数で組織する労働組合（その労働組合がない場合は労働者の過半数を代表する者）と使用者との書面による協定により休暇を与える時季に関する定めをした場合は、休暇のうち3日を超える部分については、その定めにより休暇を与えることができる。

★★
Q 589
□□
【H30】

法令に基づく育児休業又は介護休業で休業した期間は、出勤率の算定に当たっては、全労働日から除外して算出することができる。

勤務年数に応じた年次有給休暇の付与日数をカウントできるようにしておきましょう。

A 585 □□

年次有給休暇の期間中に支払われる賃金は、平均賃金、通常の賃金、健康保険法による標準報酬月額の30分の1に相当する額のいずれかである。 ×

A 586 □□

週所定労働時間が30時間以上で、雇入れの日から起算して6年6カ月以上継続勤務し、直近の1年間に、全労働日の8割以上出勤した労働者には、20日の年次有給休暇を新たに与えなければならない。 ×

A 587 □□

一週間の所定労働時間が25時間で、一週間の所定労働日数が4日である労働者であって、雇入れの日から起算して3年6カ月間継続勤務し、直近の1年間に、全労働日の8割以上出勤したものには、継続し、または分割した10労働日の休暇を新たに与えなければならない。 ○

A 588 □□

年次有給休暇のうち5日を超える部分については、労働組合または労働者の過半数を代表する者との書面による協定により、時季を定めて計画的に与えることができる。 ×

A 589 □□

育児休業または介護休業で休業した期間は、出勤率の算定に当たっては、出勤したものとみなして算出する。 ×

★★
Q 590
□□
【H30改】

年次有給休暇の請求権は、これを1年間行使しなければ時効によって消滅する。

Q 591
□□
【H23】

休暇を取得したことを理由として、賃金の減額その他不利益な取扱いをしないようにしなければならない。

Q 592
□□
【H29】

労使協定により、時間単位で年次有給休暇を与える対象労働者の範囲、その日数（5日以内に限る。）等を定めた場合において、対象労働者が請求したときは、年次有給休暇の日数のうち当該協定で定める日数について時間単位で与えることができる。

A 590 □□

年次有給休暇の請求権の消滅時効期間は、2年間である。この間に請求権を行使しない場合、権利は時効によって消滅する。 ×

A 591 □□

年次有給休暇を取得したことを理由として、賃金の減額その他不利益な取扱いをしてはならない。 ○

A 592 □□

年次有給休暇は、原則として「1労働日」が単位であるが、労使協定により、時間単位で年次有給休暇を与える対象労働者の範囲、その日数（5日以内に限る）等を定めた場合において、対象労働者が請求したときは、年次有給休暇の日数のうち当該協定で定める日数について時間単位で与えることができる。 ○

第8章 年少者および女性の保護

Q 593 □□【H27】

労使協定による時間外・休日労働をさせる場合、満18歳未満の者については、休日労働はさせることはできないが、満15歳以上の者であれば時間外労働を1日2時間を超えない範囲内でさせることができる。

★ Q 594 □□【R4】

妊産婦とは、妊娠中の女性及び産後1年を経過しない女性をいう。

★ Q 595 □□【R4】

妊娠中の女性が請求した場合には、管理監督者等の場合を除き、他の軽易な業務に転換させなければならない。

★ Q 596 □□【H27改】

使用者は、6週間（多胎妊娠の場合にあっては、12週間）以内に出産する予定の女性が休業を請求した場合においては、その者を就業させてはならない。

★ Q 597 □□【H27改】

使用者は、産後8週間を経過しない女性を就業させてはならない。ただし、産後6週間を経過した女性が請求した場合において、その者について医師が支障がないと認めた業務に就かせることは、差し支えない。

★★ Q 598 □□【R2】

1年単位の変形労働時間制を採用している場合であって、妊産婦が請求した場合には、管理監督者等の場合を除き、1週40時間、1日8時間を超えて労働させてはならない。

特に「女性の保護」については出題頻度が高く、言い回しが複雑な文章で出題される傾向があります。

A 593 □□

満18歳未満の者については、労使協定による時間外・休日労働に関する規定が適用されず、時間外・休日労働をさせることはできない。 ×

A 594 □□

妊産婦とは、妊娠中の女性および産後1年を経過しない女性をいう。 ○

A 595 □□

妊娠中の女性が請求した場合においては、他の軽易な業務に転換させなければならない。管理監督者の場合であっても同様である。 ×

A 596 □□

6週間（多胎妊娠の場合にあっては、14週間）以内に出産する予定の女性が休業を請求した場合、就業させてはならない。 ×

A 597 □□

使用者は、産後8週間を経過しない女性を就業させてはならない。ただし、産後6週間を経過した女性が請求した場合において、その者について医師が支障がないと認めた業務に就かせることは、差し支えない。 ○

A 598 □□

妊産婦（管理監督者等を除く）が請求した場合は、変形労働時間制を採用している場合であっても、法定労働時間（1週40時間および1日8時間）を超えて労働させることはできない。 ○

★★
Q 599
□□
【H30】
妊娠中又は産後１年を経過しない女性については、フレックスタイム制による労働をさせることはできない。

★
Q 600
□□
【R4】
生理日の就業が著しく困難な女性が休暇を請求したときは、その者を生理日に就業させてはならない。

★★
Q 601
□□
【R4】
時間外・休日労働に関する協定を締結し、これを所轄労働基準監督署長に届け出ている場合であっても、妊産婦が請求した場合には、管理監督者等の場合を除き、時間外・休日労働をさせてはならない。

★★
Q 602
□□
【R2】
妊産婦が請求した場合には、管理監督者等の場合を除き、深夜業をさせてはならない。

★★
Q 603
□□
【R2】
生後満１年を超え、満２年に達しない生児を育てる女性労働者は、育児時間を請求することができる。

★
Q 604
□□
【R1】
育児時間は、休憩時間とは別の時間として請求することができる。

★★
Q 605
□□
【R2】
育児時間は、１日２回、１回当たり少なくとも30分の時間を請求することができる。

A 599 □□
妊娠中または産後１年を経過しない女性（妊産婦）については、フレックスタイム制による労働をさせることができる。 ×

A 600 □□
生理日の就業が著しく困難な女性が休暇を請求したときは、その者を生理日に就業させてはならない。 ○

A 601 □□
労使協定による時間外・休日労働をさせる場合、妊産婦（管理監督者等を除く）が請求したときには、当該女性に対して時間外・休日労働をさせることはできない。 ○

A 602 □□
管理監督者等にかかわらず、妊産婦が請求した場合には、深夜業をさせてはならない。 ×

A 603 □□
生後満１年に達しない生児を育てる女性労働者は、育児時間を請求することができる。 ×

A 604 □□
育児時間は、休憩時間とは別の時間として請求することができる。 ○

A 605 □□
育児時間は、１日２回、１回当たり少なくとも30分の時間を請求することができる。 ○

★
Q 606
□□
【H29】

育児時間を請求しない女性労働者に対しても、育児時間を与えなければならない。

★★
Q 607
□□
【R3】

育児時間は、育児時間を請求できる女性労働者が請求する時間に与えなければならない。

★
Q 608
□□
【R3】

育児時間は、必ずしも有給としなくてもよい。

A 606 □□ 育児時間を請求しない女性労働者に対しては、育児時間を与えなくてもよい。 ×

A 607 □□ 育児時間は、育児時間を請求できる女性労働者が請求した時間に与えなければならない。 ○

A 608 □□ 育児時間は、必ずしも有給としなくてもよい。 ○

第9章 就業規則

Q 609
□□
【H24】

就業規則は、その作成時に所轄労働基準監督署長に届け出ておけば、記載事項の変更の都度、届け出る必要はない。

Q 610
□□
【H25改】

始業及び終業の時刻並びに休憩時間に関する事項については、必ず就業規則に定めておかなければならない。

★
Q 611
□□
【H27】

退職に関する事項（解雇の事由を含む。）については、必ず就業規則に定めておく必要がある。

★
Q 612
□□
【H27】

安全及び衛生に関する事項については、これに関する定めをする場合に就業規則に定めておく必要がある。

★
Q 613
□□
【H27】

休日及び休暇に関する事項については、必ず就業規則に定めておく必要がある。

★★
Q 614
□□
【H27】

就業規則の作成又は変更の手続きとして、事業場の労働者の過半数で組織する労働組合（その労働組合がない場合は労働者の過半数を代表する者）の同意が必要である。

★
Q 615
□□
【H27】

就業規則は、常時作業場の見やすい場所へ掲示すること、各労働者に書面を交付すること等の一定の方法によって、労働者に周知させる必要がある。

出題パターンが限られている分野です。特に「就業規則の作成手続き」と「記載事項」が頻出なので整理しておきましょう。

A 609 □□ 就業規則は、記載事項の変更の都度、届け出なければならない。 ×

A 610 □□ 始業および終業の時刻、休憩時間に関する事項については、必ず就業規則に定めておく必要がある。 ○

A 611 □□ 退職に関する事項（解雇の事由を含む）は、必ず就業規則に定めなければならない。 ○

A 612 □□ 安全および衛生に関する事項は、特に定めをする場合のみ就業規則に定めればよい。 ○

A 613 □□ 休日および休暇に関する事項は、必ず就業規則に定めておく必要がある。 ○

A 614 □□ 就業規則を作成または変更する場合は、労働者の過半数で組織する労働組合（その労働組合がない場合は労働者の過半数を代表する者）の意見を聴くことが義務付けられている。 ×

A 615 □□ 就業規則は、常時作業場の見やすい場所へ掲示したり、各労働者に書面を交付すること等の方法により、労働者に周知させなければならない。 ○

POINTマスター

関係法令

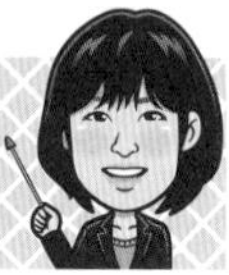

安全衛生管理体制

74 総括安全衛生管理者

	業種	事業場規模	期日	届出
選任	林業、鉱業、建設業、運送業、清掃業	100人以上	14日以内	所轄労働基準監督署長
	製造業（物の加工業を含む）、電気業、ガス業、熱供給業、水道業、通信業、各種商品卸売業、家具・建具・じゅう器等卸売業、各種商品小売業、家具・建具・じゅう器小売業、燃料小売業、旅館業、ゴルフ場業、自動車整備業、機械修理業	300人以上		
	その他の業種（金融業、医療業など）	1,000人以上		
業務内容	安全管理者、衛生管理者の指揮および以下の業務の統括管理 1　労働者の危険または健康障害を防止するための措置 2　労働者の安全または衛生のための教育の実施 3　健康診断の実施その他健康の保持増進のための措置 4　労働災害の原因調査および再発防止対策 5　労働災害防止のため必要な業務で厚生労働省令で定めるもの			

75 衛生管理者

○選任

事業場の規模		衛生管理者数	期日	届出
50人以上	200人以下	1人以上	14日以内	所轄労働基準監督署長
200人超	500人以下	2人以上		
500人超	1,000人以下	3人以上		
1,000人超	2,000人以下	4人以上		
2,000人超	3,000人以下	5人以上		
3,000人超		6人以上		

○専任

常時使用する労働者が1,000人を超える場合、衛生管理者のうち少なくとも1人は専任としなければならない。

○業務内容

- 総括安全衛生管理者の指揮の下、総括安全衛生管理者の業務のうち次に示す衛生にかかわる技術的事項を管理
  1. 労働者の危険または健康障害を防止するための措置
  2. 労働者の安全または衛生のための教育の実施
  3. 健康診断の実施その他健康の保持増進のための措置
  4. 労働災害の原因調査および再発防止対策
  5. 労働災害防止のため必要な業務で厚生労働省令で定めるもの
- 少なくとも毎週1回以上作業場等の定期巡視

○業種の区分に応じた衛生管理者

業種区分	衛生管理者として選任できる者
農林畜水産業、鉱業、建設業、製造業（物の加工業を含む）、電気業、ガス業、水道業、熱供給業、運送業、自動車整備業、機械修理業、医療業および清掃業	第一種衛生管理者 衛生工学衛生管理者 医師、歯科医師 労働衛生コンサルタント
その他の業種 例：各種商品小売業、ゴルフ場業、旅館業、銀行、商社、保険会社など	第一種衛生管理者 第二種衛生管理者 衛生工学衛生管理者 医師、歯科医師 労働衛生コンサルタント

衛生管理者は、事業場に専属の者でなければならない

↓例外

衛生管理者を２人以上選任する場合で、その中に労働衛生コンサルタントがいる場合は、労働衛生コンサルタントのうち１人については、専属の者でなくてもよい。

76 衛生推進者

- 専属の者を選任
- 免許は不要
- 選任すべき事由の発生した日から14日以内に選任
  →届出義務はなし

選任すべき事業場	10人以上50人未満 金融業など一定の業種

77 産業医

選任すべき事由の発生した日から14日以内に選任

→所轄労働基準監督署長に届出

	事業場の規模	産業医数
選任	50人以上	1人以上
	3,000人を超える場合	2人以上
	〈専属〉 1,000人以上 または 有害業務*に500人以上	
職務内容	1　健康診断の実施およびその結果に基づく労働者の健康を保持するための措置 2　長時間労働者等の面接指導および必要な措置の実施ならびにこれらの結果に基づく労働者の健康を保持するための措置 3　心理的な負担の程度を把握するための検査（ストレスチェック）の実施ならびに面接指導の実施およびその結果に基づく労働者の健康を保持するための措置 4　作業環境の維持管理 5　作業の管理 6　1～5のほか、労働者の健康管理 7　健康教育、健康相談その他労働者の健康の保持増進を図るための措置 8　衛生教育 9　労働者の健康障害の原因の調査および再発防止のための措置 なお、これらについて事業者または総括安全衛生管理者に対して必要な勧告を、衛生管理者に対して指導・助言をすることができる ●原則として、少なくとも毎月1回作業場等の定期巡視	

＊①高熱物体・暑熱、②低温物体・寒冷、③ラジウム放射線、エックス線等の有害放射線、④土石、獣毛等のじんあい等、⑤異常気圧、⑥振動、⑦重量物、⑧騒音、⑨坑内、⑩深夜業、⑪水銀、砒素、黄りん、弗化水素等有害物、⑫鉛、水銀、クロム等有害物のガス、蒸気、粉じん、⑬病原体

78 衛生委員会

設置	業種を問わず常時使用する労働者数が50人以上の事業場
委員構成	①から④はそれぞれ事業者が指名 ①総括安全衛生管理者 または 事業の実施を統括管理する者 もしくはこれに準ずる者 → 議長 1名 ②衛生管理者 ③産業医 ④衛生に関する経験を有する者 → 委員の半数は、労働組合または労働者の過半数を代表する者の推薦に基づき指名
	事業場の作業環境測定士を委員とすることも可能
任務	①健康障害防止の基本対策 ②健康の保持増進の基本対策 ③労働災害の原因、再発防止対策（衛生） ④その他健康障害防止、健康の保持増進の重要事項（付議事項） ●衛生教育の実施計画の作成 ●作業環境測定の結果、評価に基づく対策の樹立 ●定期健康診断等の診察または処置の結果、結果に対する対策の樹立 ●健康の保持増進措置の実施計画 ●長時間労働者の健康障害防止の対策の樹立 など
	毎月1回以上開催 議事記録：3年間保存

安全衛生教育

79 雇入れ時等の教育

十分な知識・技能を有していると認められる者は省略可能

教育内容

- ①機械、原材料等の危険性、取扱い方法等
- ②安全装置、保護具等の性能、取扱い方法
- ③作業手順
- ④作業開始時の点検
- ⑤業務で発生する疾病の原因、予防
- ⑥整理、整とん、清潔の保持
- ⑦事故時の応急措置、退避
- ⑧その他、業務の安全、衛生に必要な事項

（①～④）→ 金融業・警備業など一定の業種は省略可能

健康の保持増進のための措置

80 定期健康診断

- 一般の労働者：1年以内ごとに1回実施
- 特定業務従事者：6カ月以内ごとに1回実施
  ※胸部エックス線のみ1年以内ごとに1回
- 結果報告書：常時使用労働者50人以上で提出義務あり
- 健康診断個人票：5年間保存

81 雇入れ時の健康診断

- 常時使用する労働者の雇入れ時に実施
- 医師の判断による省略基準なし⇒全項目実施
- 雇い入れる労働者が、医師の健康診断を受けてから3カ月を経過せず、その結果を証明する書類を提出した場合→雇入れ時健康診断項目のうち、それに相当する項目については省略可
- 結果報告書の提出義務なし
- 健康診断個人票：5年間保存

82 海外派遣労働者の健康診断

- 労働者を海外に6カ月以上派遣する場合に実施
- 海外に6カ月以上派遣した労働者を国内における業務に就かせる場合（一時的な就業の場合を除く）に実施

83 長時間労働に関する面接指導

対象労働者 ※労働安全衛生法に定める除外者に該当しないものとする	以下の面接指導対象要件に該当し申し出た労働者 休憩時間を除き1週間当たり40時間を超えて労働させた場合におけるその超えた時間が1カ月当たり80時間を超え、かつ、疲労の蓄積が認められる者
医師からの意見聴取	面接指導の結果について聴取
意見聴取時期	面接指導実施後遅滞なく
聴取した意見の記録	面接指導の結果の記録に記載
記録の保存	5年間

衛生基準関係法令

84 職場の衛生基準

<table>
<tr><td>休養</td><td colspan="3">男女合わせて50人以上または女性30人以上→臥床可能な男女別の休養室または休養所を設置</td></tr>
<tr><td>清掃等</td><td colspan="3">大掃除、ねずみ・昆虫などの発生場所や侵入経路、被害状況の調査→6カ月以内ごとに1回</td></tr>
<tr><td>食堂等</td><td colspan="3">食堂床面積→1人1m^2以上
炊事従業員専用の休憩室および便所を設置
1回100食以上または1日250食以上→栄養士
（努力義務）</td></tr>
<tr><td>気積</td><td colspan="3">設備の占める容積および床面から4mを超える高さにある空間を除き、1人10m^3以上</td></tr>
<tr><td>換気</td><td colspan="3">換気設備がない場合の窓その他開口部面積
→床面積の20分の1以上
一酸化炭素→100万分の　50（50ppm）以下
二酸化炭素→100万分の5,000（5,000ppm）以下</td></tr>
<tr><td>照明</td><td colspan="3">6カ月以内ごとに1回定期点検</td></tr>
<tr><td>測定</td><td colspan="3">中央管理方式の空気調和設備設置の事務室
→原則2カ月以内ごとに1回記録：3年間保存</td></tr>
<tr><td rowspan="3">点検</td><td colspan="3">機械換気設備→2カ月以内ごとに1回記録：3年保存</td></tr>
<tr><td>空気調和設備</td><td>冷却塔・冷却水
加湿装置
排水受け</td><td>1カ月以内ごとに1回</td></tr>
<tr><td colspan="3">燃焼器具→毎日</td></tr>
<tr><td>清掃</td><td colspan="2">冷却塔・冷却水の水管
加湿装置</td><td>1年以内ごとに1回</td></tr>
</table>

85 空気調和設備、機械換気設備の調整

浮遊粉じん	0.15mg/m³以下
一酸化炭素	100万分の 10（10ppm）以下
二酸化炭素	100万分の1,000（1,000ppm）以下
ホルムアルデヒド	0.1mg/m³以下
気流	0.5m/秒以下
気温（機械換気除）	18℃以上28℃以下
相対湿度（機械換気除）	40%以上70%以下

労働時間・休憩・休日

86 労働時間・休憩・休日

法定労働時間	1週40時間、1日8時間
法定休日	1週1日または4週4日以上
休憩時間	労働時間6時間超→ 45分以上 労働時間8時間超→ 1時間以上

原則：法定労働時間を超えた労働は不可

↓例外

①労使協定締結
（所轄労働基準監督署長へ届出）
②災害時・公務により臨時の必要がある場合
（所轄労働基準監督署長へ事前許可or事後届出）

⇓

労働時間の延長・休日労働が可能

※割増賃金を支払う対象：
時間外労働、休日労働、深夜労働

○割増賃金

算定基礎賃金	通常の労働時間、労働日の賃金	
算定除外	①家族手当 ②通勤手当 ③別居手当 ④子女教育手当 ⑤住宅手当 ⑥退職・結婚手当 ⑦ボーナス	
割増率	時間外	原則25%以上
	休日	35%以上
	深夜	25%以上
	時間外で深夜	原則50%以上
	休日で時間外 （深夜に及ばない場合）	35%以上（休日のみ）
	休日で深夜	60%以上（休日＋深夜）

87 休日の振替と代休

振替	就業規則等に基づき事前に休日と労働日を変更 ※割増賃金支払い義務なし
代休	休日労働の後、通常の労働日を休日とする ※割増賃金支払い義務あり

88 適用除外

労働時間、休憩時間、休日に関する規定の適用から除外

①農業および水産業の従事者

②監督・管理者、機密の事務を取り扱う者

③監視・断続的労働の従事者（要所轄労働基準監督署長の許可）

89 変形労働時間制等

	対象期間（変形期間清算期間）	総労働時間	採用要件		
			就業規則	労使協定	
				締結	届出
1カ月単位	1カ月以内	週平均40（特例44）時間以下	■		○
フレックス	3カ月以内	週平均40時間以下	○	○	○※

■：どちらか一方　○：必要　一：不要

※1カ月を超える清算期間を定める場合

● 1カ月単位の変形労働時間制の例

【変形期間を4週間（28日）とした場合の例】

法定労働時間の総枠＝40時間×28日÷7＝160時間

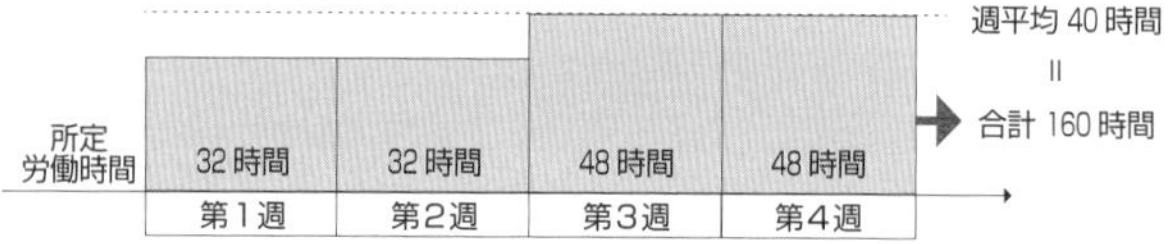

●フレックスタイム制の例

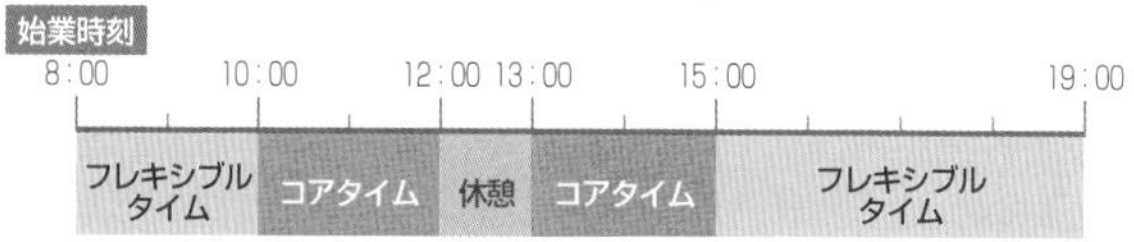

【清算期間を3カ月とした場合の例】

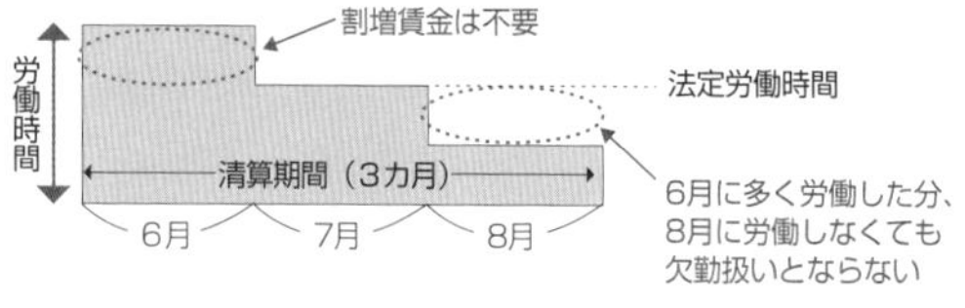

年次有給休暇

90 発生要件と付与日数

<table>
<tr><td>発生要件</td><td colspan="3">雇入れ日から起算して6カ月間継続勤務し、全労働日の8割以上出勤
〈出勤したものとして扱う場合〉
●業務上の傷病による療養休業期間
●育児・介護休業期間
●産前産後の休業期間
●年次有給休暇取得期間
●労働者の責めに帰すべき事由によらない不就労日</td></tr>
<tr><td rowspan="8">※付与日数</td><td>継続勤務年数</td><td>付与日数</td><td rowspan="8">●出勤率が8割未満
→その年の付与はゼロ
翌年、出勤率が8割以上であれば、継続勤務年数に応じた日数を付与
●年次有給休暇の時効
→2年</td></tr>
<tr><td>6カ月</td><td>10日</td></tr>
<tr><td>1年6カ月</td><td>11日</td></tr>
<tr><td>2年6カ月</td><td>12日</td></tr>
<tr><td>3年6カ月</td><td>14日</td></tr>
<tr><td>4年6カ月</td><td>16日</td></tr>
<tr><td>5年6カ月</td><td>18日</td></tr>
<tr><td>6年6カ月以上</td><td>20日</td></tr>
<tr><td colspan="2">短時間労働者の比例付与</td><td colspan="2">労働日数に比例した日数を付与</td></tr>
</table>

※週所定労働時間が30時間以上の労働者の場合

91 休暇付与の時季

時季	指定権	労働者は請求した時季に休暇を取得できる
	変更権	労働者に請求された時季に休暇を与えると事業運営を妨げる場合→使用者は休暇時季を変更できる
計画付与		5日を超える部分→計画的に付与（労使協定による）

年少者および女性の保護

92 年少者の労働時間等

年少者：満18歳未満の者

原則：１週４０時間

１日　８時間

禁止：①変形労働時間制（１カ月単位、１年単位、１週間単位）

②フレックスタイム制

③36協定に基づく時間外労働、休日労働

④労働時間の特例（労働時間週44 時間の特例）

⑤休憩の特例（休憩時間の特例、一斉付与の特例、自由利用の特例）

⑥高度プロフェッショナル制度など

93 女性の保護

生理休暇	請求があった場合、生理日の就業禁止
産前産後	●6(多胎妊娠14)週間以内に出産予定 →休業請求により就業禁止 ●産後8（例外6）週間を経過しない場合 →原則就業禁止 ※6週間を経過し就業請求した場合は就業可能 （㊚医師の許可）
育児時間	1日2回、少なくとも各30分請求可能

94 妊産婦の労働時間

	管理監督者等である妊産婦	管理監督者等以外の妊産婦
①変形労働時間制での時間外・休日労働	可能	請求により禁止
②時間外・休日労働	可能	請求により禁止
③深夜業	請求により禁止	請求により禁止

就業規則

95 就業規則

作成		使用労働者10人以上（パートタイマー等含む）
届出		労働基準監督署長：意見書添付
必要記載事項	絶対的	①始業・終業時刻、休憩時間、休日、休暇等 ②賃金の決定、計算・支払い方法等、昇給 ③退職（解雇の事由含む）
	相対的	①退職手当 ②臨時の賃金等（退職手当除く）・最低賃金 ③労働者負担の食費・作業用品等 ④安全・衛生 ⑤職業訓練 ⑥災害補償・業務外傷病扶助 ⑦表彰・制裁

著者紹介

ユーキャン衛生管理者試験研究会

本会は、ユーキャン衛生管理者通信講座で教材の制作や添削・質問指導を行っている講師を中心に結成されました。徹底的な過去問題の分析と、通信講座で蓄積したノウハウを活かし、わかりやすい書籍作りのために日々研究を重ねています。

■ 波場《ばば》　久実《ひさみ》（監修）

第一種衛生管理者の他、特定社会保険労務士、マンション管理士、管理業務主任者等の資格を保有。各種資格試験の合格・指導経験をフルに活かし、受験生の知りたいところに手の届く指導を行う。

似顔絵制作：kenji

●法改正・正誤等の情報につきましては、下記「ユーキャンの本」ウェブサイト内「追補（法改正・正誤）」をご覧ください。
https://www.u-can.co.jp/book/information

●本書の内容についてお気づきの点は
・「ユーキャンの本」ウェブサイト内「よくあるご質問」をご参照ください。
https://www.u-can.co.jp/book/faq
・郵送・FAX でのお問い合わせをご希望の方は、書名・発行年月日・お客様のお名前・ご住所・FAX 番号をお書き添えの上、下記までご連絡ください。
【郵送】〒169-8682 東京都新宿北郵便局 郵便私書箱第 2005 号
ユーキャン学び出版 衛生管理者資格書籍編集部
【FAX】03-3378-2232
◎より詳しい解説や解答方法についてのお問い合わせ、他社の書籍の記載内容等に関しては回答いたしかねます。

●お電話でのお問い合わせ・質問指導は行っておりません。

'23～'24 年版 ユーキャンの
第 1 種・第 2 種衛生管理者 これだけ！一問一答＆要点まとめ

2011 年 10 月 26 日　初　版　第 1 刷発行
2023 年 9 月 1 日　第 7 版　第 1 刷発行

編　者　ユーキャン衛生管理者試験研究会
発行者　品川泰一
発行所　株式会社 ユーキャン 学び出版
〒151-0053
東京都渋谷区代々木 1-11-1
Tel 03-3378-1400
DTP　有限会社 中央制作社
発売元　株式会社 自由国民社
〒171-0033
東京都豊島区高田 3-10-11
Tel 03-6233-0781（営業部）

印刷・製本　カワセ印刷株式会社